KARINE LAROSE

M. Sc. Kinanthropologie

JE ME PRENDS en MAIN
TOUS LES OUTILS
DU PROGRAMME TRANSFORM®

TRÉCARRÉ
Une société de Québecor Média

Catalogage avant publication de Bibliothèque et Archives nationales du Québec et Bibliothèque et Archives Canada

Larose, Karine, 1977-
    Je me prends en main : tous les outils du programme Transform
    Comprend des références bibliographiques.
    ISBN 978-2-89568-647-7
    1. Perte de poids. 2. Régimes amaigrissants. 3. Exercices amaigrissants. I. Titre.
RM222.2.L37 2015   613.7'12   C2014-942409-4

Édition : Marie-Eve Gélinas
Révision linguistique : Sylvie Dupont
Correction d'épreuves : Sabine Cerboni
Couverture, grille graphique intérieure et mise en pages : Axel Pérez de León
Photos : Sarah Scott
Photos des participants et des pages 7, 20, 42, 53, 70, 81, 185 : Nautilus Plus
Photo de la p. 12 : Catherine Giroux
Maquillage : Richard Bouthillier

Remerciements

Nous reconnaissons l'aide financière du gouvernement du Canada par l'entremise du Fonds du livre du Canada pour nos activités d'édition.

Gouvernement du Québec – Programme de crédit d'impôt pour l'édition de livres – gestion SODEC.

Les Éditions du Trécarré
Groupe Librex inc.
Une société de Québecor Média
La Tourelle
1055, boul. René-Lévesque Est
Bureau 300
Montréal (Québec) H2L 4S5
Tél. : 514 849-5259
Téléc. : 514 849-1388
www.edtrecarre.com

Dépôt légal – Bibliothèque et Archives nationales du Québec et Bibliothèque et Archives Canada, 2015

ISBN : 978-2-89568-647-7

Distribution au Canada
Messageries ADP inc.
2315, rue de la Province
Longueuil (Québec) J4G 1G4
Tél. : 450 640-1234
Sans frais : 1 800 771-3022
www.messageries-adp.com

Diffusion hors Canada
Interforum
Immeuble Paryseine
3, allée de la Seine
F-94854 Ivry-sur-Seine Cedex
Tél. : 33 (0)1 49 59 10 10
www.interforum.fr

SOMMAIRE

PRÉFACE

La recherche médicale des 30 dernières années a montré, hors de tout doute, que la prévention est un élément essentiel de la lutte aux maladies chroniques. Toutes les instances de santé publique s'accordent pour dire qu'une saine alimentation et la pratique régulière de l'exercice physique sont des ingrédients incontournables pour la prévention des maladies chroniques. Le potentiel préventif d'un mode de vie sain est phénoménal ! Lorsque combinés à l'absence de tabagisme, manger une abondance de végétaux, être actif et maintenir un poids santé peuvent à eux seuls prévenir 80 % des maladies cardiovasculaires, 70 % des cancers et 90 % des cas de diabète, un impact positif qu'aucun médicament ne pourra jamais atteindre.

Malheureusement, la société dans laquelle nous vivons, axée sur la consommation, le confort et l'obtention de bénéfices à court terme, exerce des pressions qui sont incompatibles avec la prévention et encourage même des habitudes de vie qui vont à l'encontre du maintien d'une bonne santé. Nous sommes exposés à une surabondance d'aliments surchargés de calories, l'ordinateur et les nouveaux appareils électroniques occupent une place centrale dans nos vies et continuent de réduire les dépenses énergétiques de nos moindres gestes et activités. Nous mangeons trop, ne bougeons pas suffisamment, avec comme conséquence qu'une personne sur deux est en surpoids et donc à plus haut risque d'être prématurément touchée par une maladie grave.

Il est cependant possible de renverser la vapeur. Comme l'illustre admirablement ce livre, chacun d'entre nous peut décider de se prendre en main et de modifier ses habitudes pour améliorer sa qualité de vie. Plus qu'un ouvrage de remise en forme, ce livre est un véritable guide d'hygiène de vie, qui décrit de façon claire et précise les outils nécessaires à ceux qui désirent appliquer au quotidien cette médecine préventive. Le grand Hippocrate, père de la médecine moderne, disait « L'homme qui se borne à se nourrir ne peut bien se porter : il y faut aussi des exercices ». Vingt-cinq siècles plus tard, un grand merci à Karine Larose de nous rappeler la sagesse de cet adage : bien manger et être actif physiquement exercent des impacts extraordinaires sur la qualité de vie et représentent le meilleur moyen mis à notre disposition pour réaliser le plein potentiel de la vie humaine.

RICHARD BÉLIVEAU
Docteur en biochimie
Directeur scientifique, chaire en prévention
et traitement du cancer de l'UQAM

·INTRODUCTION·

À VOTRE TOUR

DE VOUS PRENDRE EN MAIN !

Vous vous êtes laissé aller depuis quelques mois ? Vous avez pris du poids au cours des dernières années et vous n'aimez pas l'image que vous projetez ? Votre agenda ultrachargé vous laisse peu de temps libre pour vous occuper de vous ? Votre dernier abonnement au gym ne vous a pas procuré des résultats satisfaisants ? Vous refusez des activités entre amis à cause de votre apparence ou de votre piètre condition physique ? Vous avez perdu espoir de retrouver votre taille après une ou plusieurs grossesses ? Vous avez subi une blessure qui a mal guéri et vous êtes devenu inactif ? Vous avez commencé par rater une séance d'entraînement, et cette absence s'est transformée en une pause de quelques semaines, puis de plusieurs mois ? Vous manquez de motivation pour cuisiner des repas santé ? Penser à faire de l'exercice vous fait grimacer ? Vous vous sentez mal dans votre peau et vous ne savez pas quoi faire pour vous sortir de cette situation ? Après l'échec de vos tentatives passées pour vous mettre en forme et atteindre votre poids santé, vous vous dites que le processus nécessaire est trop ardu et qu'il est inutile de l'entreprendre ?

GARDEZ ESPOIR, IL EST POSSIBLE DE CHANGER !

Dans mon travail, je côtoie des centaines de personnes aux prises avec de profonds problèmes d'estime de soi causés par des habitudes nocives qui minent leur qualité de vie. Les parcours sont tous différents, mais le constat est le même : un mode de vie sédentaire jumelé à la surconsommation d'aliments néfastes pour la santé. Bien qu'elles soient tout à fait conscientes des causes de leur malheur, la plupart de ces personnes se sentent incapables d'amorcer les changements nécessaires pour résoudre leur problème. La grande majorité d'entre elles m'avouent ne pas savoir comment s'y prendre pour faire les premiers pas, et encore moins pour persister si elles y arrivaient. Les nombreux échecs qu'elles ont essuyés leur ont enlevé tout espoir de s'en sortir seules.

Après avoir participé de près ou de loin à la transformation physique et psychologique de milliers de Québécois et de Québécoises, j'ai constaté qu'il est possible de se prendre en main et d'obtenir des résultats concrets époustouflants à la condition, bien sûr, d'appliquer les règles de base d'une bonne hygiène de vie : s'alimenter sainement et faire de l'activité physique chaque jour. Deux règles fort simples en apparence, mais qui peuvent en décourager plusieurs au premier abord.

Pourquoi est-il si difficile de faire ces deux choses essentielles à notre bien-être ? Les raisons sont multiples, et elles varient selon l'éducation que nous avons eue et l'environnement dans lequel nous évoluons.

RECENTREZ-VOUS SUR L'ESSENTIEL

En y réfléchissant bien, on se rend compte que le mode de vie qui caractérise notre société nous incite à adopter des comportements plutôt malsains qui compromettent notre bien-être. Mentionnons, par exemple, notre exposition aux médias, le temps et l'attention que nous y consacrons avec la multiplication des plateformes de communication et notre obsession pour la consommation de produits de toutes sortes. Il en résulte que la majorité de nos temps libres sert désormais à satisfaire notre appétit de consommation et notre dépendance à la télévision, à Internet, aux réseaux sociaux et à tous leurs dérivés.

Les conséquences sont alarmantes! La population est de plus en plus sédentaire. Les problèmes de surpoids augmentent à une vitesse inquiétante chez tous les groupes d'âge. Et que dire de la qualité de vie et du mieux-être collectif, sinon qu'ils régressent?

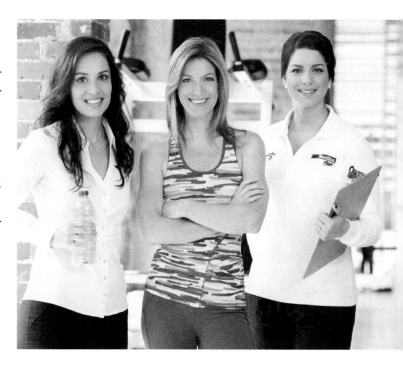

Malgré tout, rassurez-vous. Si vous avez perdu vos repères et que vous ne savez pas comment sortir de cet engrenage malsain, vous n'êtes pas seul. Votre mode de vie actuel vous a fait négliger certaines priorités essentielles à votre santé physique et mentale? Qu'à cela ne tienne, il existe des moyens pour améliorer votre situation, dont un qui a fait ses preuves: le programme Transform®.

LE PROGRAMME TRANSFORM®: À L'ORIGINE DES SUCCÈS DU DÉFI *JE ME PRENDS EN MAIN*

Peu importe ce qui vous amène à vous prendre en main, il y a moyen de reprendre le contrôle en misant sur une solution saine et efficace. Le programme Transform® a pris naissance il y a quelques années afin de répondre à un besoin exprimé par de nombreuses personnes qui ne se sentaient pas bien dans leur peau, qui voulaient modifier leur apparence physique, qui avaient pour la plupart essayé toutes sortes de régimes amaigrissants souvent nocifs pour leur santé et qui ne savaient plus comment s'en sortir.

Avant même le Défi *Je me prends en main*, c'est dans le cadre d'une populaire série d'émissions de téléréalité où l'enjeu consistait à réaliser des transformations physiques que nous avons mis notre approche à l'épreuve. Nous avons réussi à démontrer notre savoir-faire et le rôle fondamental de nos intervenants – kinésiologues et nutritionnistes – dans l'atteinte de résultats. Dans le contexte d'une production télévisuelle où l'échec n'était pas envisageable, nous avons vite réalisé que la réussite des participants ne pourrait être assurée que s'ils appliquaient rigoureusement notre plan d'entraînement et d'alimentation.

IL EST POSSIBLE DE SE PRENDRE EN MAIN ET D'OBTENIR DES RÉSULTATS CONCRETS ÉPOUSTOUFLANTS!

À la suite de cette expérience, nous avons créé la première édition du Défi Je me prends en main. Nous avons proposé aux personnes choisies pour y participer de réaliser un grand changement dans leur vie. Elles devaient atteindre une série d'objectifs précis, à savoir se mettre en forme, modifier leur alimentation et diminuer leur pourcentage de gras. Malgré le contexte particulier dans lequel elles évoluaient (conjoint, famille, travail, école...), ces personnes devaient accomplir des transformations physiques remarquables en modifiant leurs habitudes de vie tant sur le plan de l'exercice que de l'alimentation.

Les participants ont suivi scrupuleusement le programme Transform®. Durant trois mois, ces hommes et ces femmes ont été guidés et soutenus par un duo formé d'un entraîneur personnel et d'un nutritionniste. Ils ont compris qu'avec les bons outils et les bons conseils, ils pouvaient y arriver. Les nouvelles habitudes qu'ils ont dû adopter pour réussir le Défi Je me prends en main, ils les ont intégrées à leur mode de vie en sachant qu'elles allaient dorénavant en faire partie.

Comme ce programme a été testé et mis à l'épreuve maintes et maintes fois avec des candidats des deux sexes, d'âges variés, de toutes les origines et de tous les milieux, nous savons que ses résultats sont accessibles à quiconque en applique méticuleusement les préceptes. Nous savons également que l'atteinte des résultats visés ne constitue qu'une étape dans la réalisation de l'objectif ultime, le maintien de ces changements à long terme.

Le programme Transform® est une méthode éprouvée qui vous permettra d'atteindre votre poids santé et de conserver un mode de vie sain pour le reste de votre vie.

CETTE FOIS, VOUS ALLEZ RÉUSSIR!

Pas de pilules magiques et surtout pas de régime. Vous connaissez probablement déjà les bases sur lesquelles repose ce programme : exercice régulier, saine alimentation et, évidemment, engagement et motivation. Mais encore faut-il que, comme les participants, vous soyez soutenu et guidé pour harmoniser ces paramètres afin d'obtenir les résultats voulus. En découvrant les informations et en appliquant les conseils contenus dans ce livre, vous réussirez à acquérir une forme physique supérieure et à transformer votre apparence corporelle, au bénéfice de votre capital le plus précieux : votre santé. Et ce, en trois mois seulement !

LAISSEZ-VOUS PRENDRE PAR LA MAIN

Pour que votre prise en main soit complète, vous serez étroitement encadré tant pour ce qui est de l'alimentation et de l'entraînement que sur les plans psychologique et motivationnel. En plus de perdre du poids sainement, vous obtiendrez ce résultat sans vous priver. Je vous expliquerai clairement les pièges et les erreurs à éviter, je vous transmettrai les meilleurs conseils pour maximiser l'efficacité de votre engagement et je vous donnerai des trucs pour soutenir votre motivation.

Les trois mois du programme ne sont que l'amorce d'un nouveau mode de vie, aussi, toute une section de ce guide sera consacrée au maintien. Vous y trouverez des conseils concrets pour conserver vos habitudes et ne pas reprendre les kilos perdus.

Grâce à ce livre, vous pourrez profiter de l'expérience d'experts en alimentation et en entraînement qui ont encadré les candidats des différentes éditions du *Défi Je me prends en main* et accompagnent encore quotidiennement des centaines de personnes dans la poursuite de leurs objectifs. Vous aurez aussi l'occasion de lire les témoignages de participants qui ont vécu l'expérience du Défi, qui ont surmonté les difficultés et qui ont atteint leurs buts. Leurs photos avant-après parlent d'elles-mêmes, et leurs photos de maintien sont tout aussi motivantes, car elles montrent les changements à long terme que le programme génère.

Vous aurez également un calendrier pour chacune des 12 semaines du programme. Vous saurez exactement quoi manger et quels exercices faire. Je vous proposerai de petits défis pour maintenir votre motivation afin que vous puissiez, à votre tour, transformer votre vie !

ÊTES-VOUS PRÊT ? Commençons tout de suite avec la première étape : la préparation.

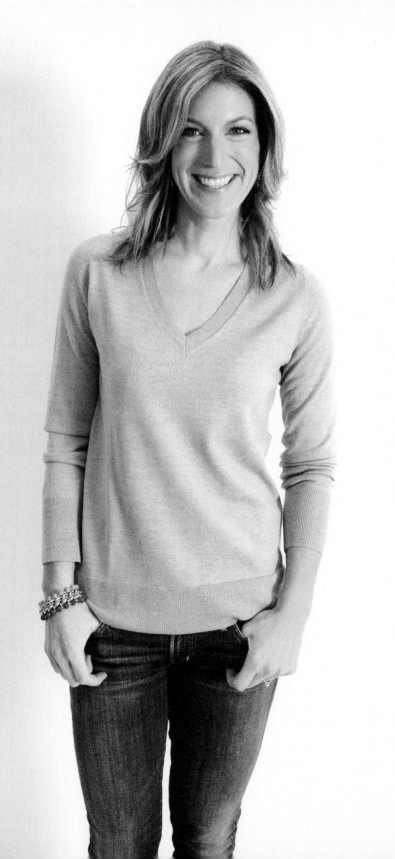

·1·

LA PRÉPARATION
MÈNE AU SUCCÈS!

Il y a cinq étapes essentielles à traverser pour amorcer le programme Transform® sur de bonnes bases et assurer votre réussite. En plus d'accroître votre envie de changer et de stimuler votre motivation, ces étapes vous permettront de vous approprier le programme en l'adaptant à votre réalité. Nous les étudierons en détail, mais en voici d'abord un aperçu.

ÉTAPE 1: DÉTERMINEZ CE QUI VOUS INCITE À CHANGER

Comme tous les participants des diverses éditions du Défi qui ont suivi le programme Transform®, vous devrez déterminer les raisons qui vous amènent à vous prendre en main. Une fois ces motifs bien identifiés, vous prendrez conscience de votre degré de motivation à passer à l'action.

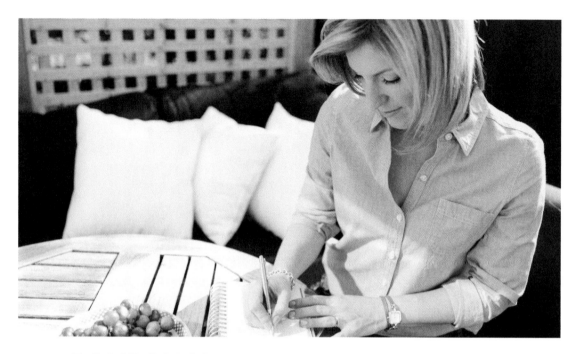

POURQUOI SOUHAITEZ-VOUS PERDRE DU POIDS, TRANSFORMER VOTRE SILHOUETTE ET AMÉLIORER VOTRE QUALITÉ DE VIE?

ÉTAPE 2: ÉVALUEZ VOTRE ÉTAT GÉNÉRAL ACTUEL

Pour changer quoi que ce soit dans sa vie, il importe de faire d'abord le bilan de la situation actuelle. On arrive ainsi à mieux cerner ses objectifs et à mieux estimer l'ampleur des efforts nécessaires pour les atteindre. Dans cette deuxième étape, vous ferez le point sur votre condition physique et votre alimentation, vous répondrez à plusieurs questions, vous passerez des tests et vous prendrez différentes mesures. Nous nous intéresserons entre autres à la qualité de votre sommeil, à votre niveau de stress, à vos comportements émotionnels ainsi qu'à votre vie familiale et professionnelle.

ÉTAPE 3: CALCULEZ LE POIDS À PERDRE

À cette étape, vous déterminerez le poids total que vous devrez perdre pour atteindre votre poids santé. Je vous indiquerai aussi comment estimer raisonnablement le temps nécessaire pour réussir à perdre ce poids.

ÉTAPE 4: ÉTABLISSEZ CLAIREMENT VOS OBJECTIFS

À partir des informations recueillies aux étapes 2 et 3, vous formulerez vos objectifs de manière à ce qu'ils soient à la fois inspirants et réalistes. Plus vous ferez preuve de précision, plus il sera facile d'évaluer votre progression et de soutenir votre motivation tout au long du programme. Vous serez également invité à décrire plus subjectivement comment l'atteinte de vos objectifs améliorera votre qualité de vie.

ÉTAPE 5: OPTIMISEZ VOS CHANCES DE SUCCÈS

Finalement, la cinquième et dernière étape consistera à organiser votre environnement afin de faciliter la mise en œuvre du programme. Nous savons par expérience que les personnes qui vous entourent et les relations que vous entretenez avec elles influenceront vos comportements et pourront avoir un impact majeur sur vos chances de réussite. Cette étape cruciale vous aidera à démarrer le programme avec confiance.

Sans plus tarder, amorçons la première étape!

ÉTAPE 1: DÉTERMINEZ CE QUI VOUS INCITE À CHANGER

Si vous vous prenez en main aujourd'hui, c'est que votre état actuel ne vous convient plus. Comprendre ce qui vous amène à vouloir perdre du poids et avoir une meilleure qualité de vie est très important: les motifs de votre décision deviendront une source de motivation essentielle pour persévérer dans la réalisation de vos objectifs. Il faut donc cerner ces raisons profondes pour vous rappeler que vous ne voulez plus jamais revenir à cet état.

Alors, quels sont ces éléments déclencheurs? Pourquoi souhaitez-vous perdre du poids, transformer votre silhouette et améliorer votre qualité de vie? Pour quelles raisons votre mode de vie actuel ne correspond-il pas à votre idéal? Qu'est-ce qui vous amène à reconsidérer votre façon d'être aujourd'hui? Pourquoi maintenant? Qu'est-ce que vous ne supportez plus?

Peu importe la nature et le nombre de vos raisons, cet exercice vous fera prendre conscience de l'urgence de revoir votre mode de vie actuel et d'y apporter les changements nécessaires pour vous réapproprier votre destin.

Lors des **ENTREVUES** que nous avons réalisées pour les différentes éditions du Défi Je me prends en main, plusieurs candidats nous ont confié 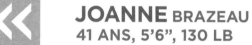 **les raisons profondes de leur désir de se prendre en main.** En voici quelques-unes.

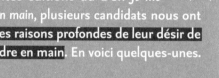

FRÉDÉRIC
TARDIF-BOUTIN
32 ANS, 6'2", 299 LB

J'en ai assez de sentir le jugement des autres. Si je m'alimente mal, j'imagine qu'ils se disent que c'est pour cela que je suis gros, et si je mange bien, j'ai l'impression qu'ils se disent que le gros essaie de perdre du poids.

JOANNE BRAZEAU
41 ANS, 5'6", 130 LB

Je suis au début de la quarantaine et je manque d'énergie ; chaque année additionnelle devient plus difficile à supporter. Je suis souvent stressée pour un rien, et j'ai une silhouette que je n'aime pas apercevoir dans le miroir ; en fait, j'évite de me regarder dans le miroir. Pour couronner le tout, j'ai des antécédents familiaux de maladies cardiaques, de diabète et d'hypercholestérolémie.

DONALD ÉMOND
43 ANS, 6'3", 244 LB

Je vais bientôt avoir 45 ans, il faut que je commence à faire attention à moi.

JENNIFER BARIL
26 ANS, 5'8", 165 LB

Je suis tannée de l'effet yoyo des diètes, et j'en ai assez de me sentir mal à l'aise dans mon corps.

VALÉRIE GAUTHIER
35 ANS, 5'8", 189 LB

Lorsqu'on me demande ce qui m'a poussée à me prendre en main, ma réponse est simple : je voulais continuer à vivre…

Un samedi matin d'octobre, le téléphone m'a réveillée à 5 heures : mon père était mort subitement d'un infarctus, sur les lieux de son travail. On venait tout juste de fêter son 57e anniversaire. Ce fut un choc terrible, évidemment ! Par la suite, j'ai connu un gain de poids important, j'ai ressenti un manque d'énergie, je me suis mal alimentée et j'ai cessé toute activité physique. Je ne faisais que tourner en rond. Un jour, j'en ai eu vraiment marre, et j'ai décidé de me prendre en main ! Je n'avais jamais eu une taille de guêpe et mon but n'était pas de fitter dans un bikini – je n'en avais jamais porté –, mais, avec des antécédents familiaux de problèmes cardiaques graves, je devais agir, sinon je signais mon arrêt de mort !

SIMON
GONTHIER
51 ANS, 5'9", 206 LB

J'arrive à un âge où les gens autour de moi commencent à être malades, de moins en moins en forme et de moins en moins actifs. Et je me dis : « Pas question que ça m'arrive. » J'ai une femme et trois belles filles que j'adore. De plus, pour la première fois de ma vie, je fais trop de cholestérol et un peu d'hypertension.

MARIE-ANDRÉE
ST-LOUIS
30 ANS, 5'3", 178 LB

J'ai pris beaucoup de poids rapidement et je veux que ça cesse !

CAROLINE TREMBLAY
30 ANS, 5'9", 185 LB

La prise de médicaments m'a fait beaucoup engraisser ; j'aimerais perdre ce poids et améliorer mon état psychologique et physique en adoptant un mode de vie plus sain.

DES RAISONS POUR CHANGER

Dans la liste suivante, cochez le ou les motifs qui vous interpellent le plus en ce moment et n'hésitez pas à en ajouter. Prenez ensuite le temps de noter par ordre d'importance les raisons qui animent votre désir de changement. Cela vous permettra d'y revenir durant le processus.

☐ Je n'aime pas ce que je vois dans le miroir.

☐ Je manque d'énergie.

☐ J'en ai assez de ma routine quotidienne.

☐ Je suis souvent malade.

☐ Je n'aime pas mon ventre, mes cuisses, mes bras...

☐ Je suis vite à bout de souffle (quand je joue avec mes enfants, quand je monte des marches, etc.).

☐ J'en ai assez de mal manger.

☐ Mon surplus de poids m'embarrasse.

☐ Mon état de santé général est mauvais.

☐ Je m'empêche d'accompagner des amis lors d'activités physiques à cause de ma piètre condition physique.

☐ J'ai toujours eu un problème de poids et j'ai vécu de l'intimidation à cause de cela.

☐ On vient de me diagnostiquer une maladie causée par de mauvaises habitudes de vie (diabète, cholestérol, haute tension, etc.).

☐ Ma silhouette me déplaît.

☐ J'en ai assez de prendre des médicaments pour contrôler un problème de santé.

☐ Mon surplus de poids m'exaspère.

☐ La perte d'un être cher m'a fait réaliser l'importance de prendre soin de moi et de ma santé.

☐ Je ne prends pas le temps de m'occuper de moi.

☐ À mon âge, je désire avoir une meilleure qualité de vie.

_____

_____

_____

_____

_____

_____

_____

_____

_____

_____

_____

UN RAPPEL VISUEL

Après avoir cerné et formulé vos motifs de changement, je vous suggère fortement de trouver un objet significatif, comme une photo de vous ou de vos petits-enfants ou encore une ordonnance médicale, que vous placerez à la vue (sur la porte du réfrigérateur ou sur le miroir de la salle de bain, par exemple) pour vous soutenir dans vos moments difficiles. Lorsque vous aurez l'impression de manquer de volonté, vous vous rappellerez ce qui vous a amené à entreprendre cette démarche.

ÉTAPE 2 : ÉVALUEZ VOTRE ÉTAT GÉNÉRAL ACTUEL

C'est maintenant le moment de vous soumettre à quelques tests, de répondre à des questions et de vous photographier. Prendre conscience de votre état général actuel vous aidera à mieux formuler vos objectifs et à mesurer les progrès réalisés, une fois le programme entamé. Vous remarquerez que la motivation et la persévérance viennent plus facilement lorsque le fruit de vos efforts est mesurable.

Voici donc les tâches à accomplir dès maintenant.

PRENEZ TROIS PHOTOS DE VOUS

Idéalement, photographiez-vous dans des vêtements moulants, comme ceux que portent les candidats du Défi qui apparaissent dans ce livre. Votre transformation physique se produira graduellement, et ces photos vous permettront de mieux évaluer les changements sur votre silhouette. Prenez une photo de face et deux de biais (droite et gauche), toutes trois de la tête aux pieds. Conservez-les précieusement.

ÉVALUEZ VOTRE COMPOSITION CORPORELLE

Le poids à lui seul ne suffit pas pour juger de l'état de santé ; il faut également tenir compte de la distribution de la graisse sur votre corps. Le gras corporel est essentiel à plusieurs fonctions physiologiques ; comme vous le savez sans doute, c'est l'*excès* de gras qui est problématique. Voilà pourquoi je vous invite à prendre plusieurs mesures de votre corps. Séparément, elles peuvent entraîner certaines erreurs d'appréciation, mais ensemble, elles donnent une bonne idée de votre masse adipeuse. Sortez votre ruban à mesurer et votre calculatrice !

POIDS

Pesez-vous. Notez votre poids en livres et en kilos ici : _____ lb, _____ kg*

MENSURATIONS

Avec un ruban à mesurer, prenez la circonférence de votre taille (à la hauteur du nombril), de vos hanches (là où vos fesses sont le plus bombées), de vos cuisses (à mi-chemin entre votre fesse et votre genou) et de vos bras (au biceps, à mi-chemin entre l'épaule et le coude) (voir photos p. 18).

Tour de taille : _____ cm
Tour de hanches : _____ cm
Tour de cuisse : droite _____ cm
gauche _____ cm
Tour de bras : droit _____ cm
gauche _____ cm

---

* Pour calculer votre poids en kilos, divisez votre poids en livres par 2,2.

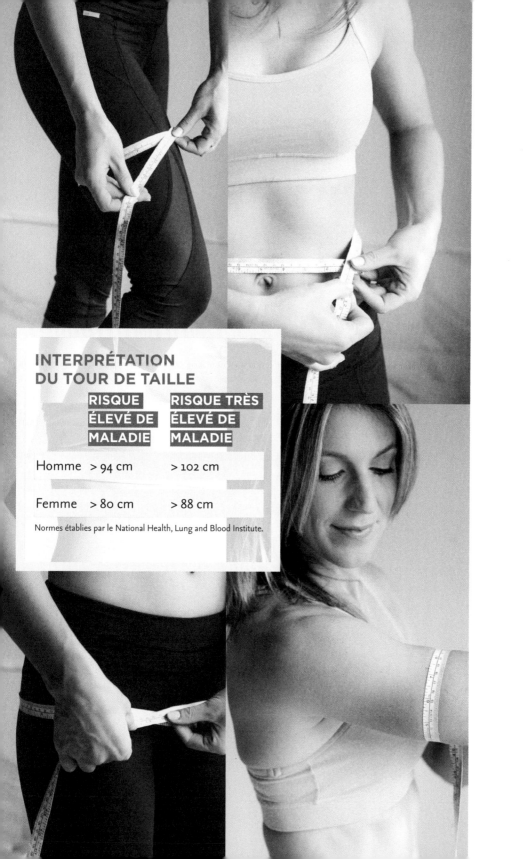

INTERPRÉTATION
DU TOUR DE TAILLE

	RISQUE ÉLEVÉ DE MALADIE	RISQUE TRÈS ÉLEVÉ DE MALADIE
Homme	> 94 cm	> 102 cm
Femme	> 80 cm	> 88 cm

Normes établies par le National Health, Lung and Blood Institute.

RAPPORT GRANDEUR-TOUR DE TAILLE

Une autre mesure intéressante : celle du ratio grandeur-tour de taille. Obtenez-la en divisant votre grandeur (en cm) par la circonférence de votre taille (en cm).

_____ ÷ _____ = _____

Au sujet du rapport grandeur-tour de taille

Une circonférence de taille représentant moins de la moitié de votre grandeur peut accroître votre espérance de vie, alors qu'un tour de taille plus grand augmente le risque de problèmes inflammatoires, de diabète, de maladies cardiovasculaires et d'infarctus.

RAPPORT TOUR DE TAILLE-HANCHES

Le rapport tour de taille-hanches est un autre indicateur de risque pour la santé. Pour l'obtenir, divisez la circonférence de votre taille (en cm) par celle de vos hanches (en cm).

_____ ÷ _____ = _____

Au sujet du rapport tour de taille-hanches

En général, un rapport tour de taille-hanches supérieur à 0,8 pour les femmes et à 1,0 pour les hommes indique un excès de graisse corporelle associé à un risque accru pour la santé.

Reportez-vous au tableau ci-dessous pour évaluer le degré de risque associé à votre résultat.

INTERPRÉTATION DU RAPPORT TOUR DE TAILLE-HANCHES (EN CM)
RISQUE ASSOCIÉ AUX MALADIES CARDIAQUES

Âge	FAIBLE		MODÉRÉ		ÉLEVÉ		TRÈS ÉLEVÉ	
	Homme	Femme	Homme	Femme	Homme	Femme	Homme	Femme
20-29	< 0,83	< 0,71	0,83-0,88	0,71-0,77	0,89-0,94	0,78-0,82	> 0,94	> 0,82
30-39	< 0,84	< 0,72	0,84-0,91	0,72-0,78	0,92-0,96	0,79-0,84	> 0,96	> 0,84
40-49	< 0,88	< 0,73	0,88-0,95	0,73-0,79	0,96-1,00	0,80-0,87	> 1,00	> 0,87
50-59	< 0,90	< 0,74	0,90-0,96	0,74-0,81	0,97-1,02	0,82-0,88	> 1,02	> 0,88
60-69	< 0,91	< 0,76	0,91-0,98	0,76-0,83	0,99-1,03	0,84-0,90	> 1,03	> 0,90

Adapté de G.A. Bray et D.S. Gray, « Obesity part 1 – Pathogenesis », Western Journal of Medecine, 1988, vol. 149, p. 429-441.

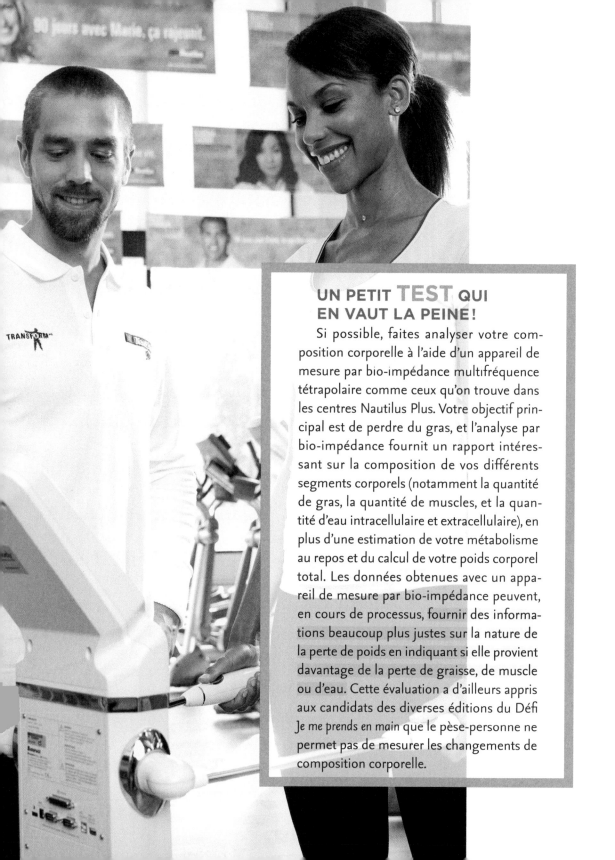

UN PETIT TEST QUI EN VAUT LA PEINE!

Si possible, faites analyser votre composition corporelle à l'aide d'un appareil de mesure par bio-impédance multifréquence tétrapolaire comme ceux qu'on trouve dans les centres Nautilus Plus. Votre objectif principal est de perdre du gras, et l'analyse par bio-impédance fournit un rapport intéressant sur la composition de vos différents segments corporels (notamment la quantité de gras, la quantité de muscles, et la quantité d'eau intracellulaire et extracellulaire), en plus d'une estimation de votre métabolisme au repos et du calcul de votre poids corporel total. Les données obtenues avec un appareil de mesure par bio-impédance peuvent, en cours de processus, fournir des informations beaucoup plus justes sur la nature de la perte de poids en indiquant si elle provient davantage de la perte de graisse, de muscle ou d'eau. Cette évaluation a d'ailleurs appris aux candidats des diverses éditions du Défi Je me prends en main que le pèse-personne ne permet pas de mesurer les changements de composition corporelle.

INDICE DE MASSE CORPORELLE (IMC)

L'IMC mesure le rapport entre votre poids et votre grandeur. Pour calculer l'IMC, vous devez diviser votre poids en kilos par votre grandeur en mètres au carré.

_____ kg ÷ _____ m² = _____

À l'aide du tableau ci-contre, déterminez la catégorie où vous vous situez et le risque pour la santé qui y est associé.

Notez que le tour de taille et le rapport tour de taille-hanches combinés à l'IMC sont de meilleurs indicateurs de la répartition de la masse adipeuse que l'IMC seul.

Au sujet de l'IMC et du tour de taille

Plus le tour de taille dépasse les seuils indiqués à la page 18, plus le risque de problèmes de santé augmente, et ce, indépendamment de l'IMC. Un tour de taille élevé comporte donc un risque même lorsque l'IMC se situe dans la catégorie « poids normal ». Un IMC supérieur à la norme jumelé à un tour de taille supérieur à la norme indique un risque accru de mortalité, toutes causes confondues.

CLASSIFICATION DE L'IMC

IMC	CATÉGORIE DE POIDS	RISQUE ASSOCIÉ
< 18,5	Poids insuffisant	Accru
18,5-24,9	Poids normal	Moindre*
25-29,9	Surplus de poids	Accru
30-39,9	Obésité (classes 1 et 2)	Élevé à très élevé
≥ 40	Obésité extrême (classe 3)	Extrêmement élevé

Adapté du tableau de Santé Canada « Lignes directrices canadiennes pour la classification du poids chez les adultes », ministère des Travaux publics et Services gouvernementaux du Canada, 2003.

* Dans les recommandations du Fonds mondial de recherche contre le cancer, on précise que conserver un IMC entre 21 et 23 aiderait à se protéger du cancer.

IMC ET TOUR DE TAILLE
RISQUE POUR LA SANTÉ

	IMC	TOUR DE TAILLE	
		88 cm ou moins	Plus de 88 cm
Poids normal	18,5-24,9	Moindre	Accru
Surpoids	25-29,9	Accru	Élevé
Obésité classes 1 et 2	30-34,9	Élevé	Très élevé

Adapté de Santé Canada.

POURCENTAGE DE GRAS

Votre pourcentage de gras équivaut au rapport masse adipeuse-poids total. La formule de Jackson-Pollock permet d'estimer votre pourcentage de gras à partir de votre IMC et de votre âge.

$$\left(1,61 \times \underset{\text{IMC}}{\underline{\quad}}\right) + \left(0,13 \times \underset{\text{âge}}{\underline{\quad}}\right) - \left(12,1 \times \underset{\text{sexe}}{\underline{\quad}}\right) - 13,9$$
$$= \underline{\quad} \text{ \% de gras}$$

(Sexe : homme = 1, femme = 0)

Consultez le tableau ci-dessous pour évaluer votre résultat.

En général, entreprendre un programme d'exercice physique ne comporte pas de risque pour la santé, surtout si ce programme est établi à partir d'une évaluation de votre condition physique par un spécialiste comme un kinésiologue. Le questionnaire de la page suivante permet de détecter les personnes pour qui l'activité physique pourrait comporter des risques. Remplissez-le afin de vérifier si certaines caractéristiques de votre état de santé justifieraient une visite chez le médecin. Répondez à chaque question par oui ou non.

INTERPRÉTATION DU POURCENTAGE DE GRAS

ÂGE	HOMME				FEMME			
	Maigre	Idéal	Moyen	> Normes	Maigre	Idéal	Moyen	> Normes
18-20	2,0-6,2	6,2-12,5	12,5-20,2	≥ 20,2	11,3-17,7	17,7-23,2	23,2-29,0	≥ 29,0
21-25	2,5-7,3	7,3-15,4	15,4-21,2	≥ 21,2	11,9-18,4	18,4-23,8	23,8-30,8	≥ 30,8
26-30	3,5-8,4	8,4-16,4	16,4-22,3	≥ 22,3	12,5-19,0	19,0-24,5	24,5-31,3	≥ 31,3
31-35	4,5-11,7	11,7-17,5	17,5-23,4	≥ 23,4	13,2-21,5	21,5-26,7	26,7-32,1	≥ 32,1
36-40	5,6-12,7	12,7-18,6	18,6-25,6	≥ 25,6	13,8-22,2	22,2-27,3	27,3-33,8	≥ 33,8
41-45	6,7-13,8	13,8-21,3	21,3-26,6	≥ 26,6	14,4-22,8	22,8-27,9	27,9-34,4	≥ 34,4
46-50	7,7-14,8	14,8-22,4	22,4-27,7	≥ 27,7	15,0-23,4	23,4-28,6	28,6-35,0	≥ 35,0
51-55	8,8-15,9	15,9-23,4	23,4-29,7	≥ 29,7	15,6-24,0	24,0-29,2	29,2-35,6	≥ 35,6
56 et +	9,9-19,1	19,1-26,0	26,0-30,8	≥ 30,8	16,3-26,5	26,5-31,3	31,3-37,2	≥ 37,2

Adapté des directives de l'American Council on Exercise.

QUESTIONNAIRE SUR L'APTITUDE À L'EXERCICE PHYSIQUE

► Votre médecin vous a-t-il déjà dit que vous souffriez de problèmes cardiaques et que vous ne deviez participer qu'aux activités physiques prescrites ou approuvées par un médecin ?

► Ressentez-vous une douleur à la poitrine lorsque vous faites de l'activité physique ?

► Au cours du dernier mois, avez-vous ressenti des douleurs à la poitrine à d'autres moments que ceux où vous participiez à une activité physique ?

► Éprouvez-vous des problèmes d'équilibre ou des étourdissements, ou vous arrive-t-il de perdre connaissance ?

► Souffrez-vous de problèmes osseux ou articulaires (par exemple : au dos, aux genoux ou à la hanche) qu'une modification de votre niveau d'activité physique pourrait aggraver ?

► Prenez-vous actuellement des médicaments d'ordonnance pour soigner une hypertension ou un problème cardiaque ?

► Connaissez-vous une autre raison pour laquelle vous ne devriez pas faire de l'activité physique ?

Si vous avez répondu oui à une ou plusieurs de ces questions, vous devez prendre rendez-vous avec un médecin, lui présenter ce questionnaire et lui demander qu'il vous explique comment adapter le programme en fonction de votre condition. Si vous avez répondu non à toutes les questions, vous pourrez entreprendre le programme Transform® sans autres formalités médicales.

FAITES LE POINT SUR VOS HABITUDES DE VIE

Le questionnaire suivant, adapté de celui de Santé Canada, vise à déterminer si certaines de vos habitudes de vie comportent un risque pour votre santé. Répondez aux questions en cochant la case correspondant à l'énoncé qui décrit le mieux votre comportement ou votre situation. Un pointage est attribué à chaque réponse. Si le résultat final obtenu est faible, le besoin de changement et d'amélioration de vos habitudes est pressant et vous devrez apporter un soin particulier à les modifier.

QUESTIONNAIRE D'ÉVALUATION DES HABITUDES DE VIE

Cochez la case à gauche de l'affirmation qui décrit le mieux votre comportement
ou votre situation (au cours du dernier mois, à moins d'avis contraire).

FAMILLE ET AMIS

J'ai quelqu'un à qui parler de choses importantes pour moi.

☐ Presque jamais ☐ Rarement ☐ À l'occasion ☐ Assez souvent ☐ Presque toujours

Je donne et reçois de l'affection.

☐ Presque jamais ☐ Rarement ☐ À l'occasion ☐ Assez souvent ☐ Très souvent

ACTIVITÉS PHYSIQUES

Je pratique une activité physique intense (course à pied, cyclisme, etc.) au moins 30 min par jour.

☐ < 1 fois par semaine ☐ 1-2 fois par semaine ☐ 3 fois par semaine ☐ 4 fois par semaine ☐ 5 fois ou plus par semaine

Je suis modérément actif/active (jardinage, montée d'escaliers, marche, travaux ménagers).

☐ < 1 fois par semaine ☐ 1-2 fois par semaine ☐ 3 fois par semaine ☐ 4 fois par semaine ☐ 5 fois ou plus par semaine

ALIMENTATION

Je considère que j'ai une alimentation équilibrée.

☐ Presque jamais ☐ Rarement ☐ À l'occasion ☐ Assez souvent ☐ Presque toujours

Je mange souvent trop (1) du sucre, (2) du sel, (3) des gras d'origine animale ou (4) des aliments peu nutritifs.

☐ Les 4 ☐ 3 sur 4 ☐ 2 sur 4 ☐ 1 sur 4 ☐ Aucun

Je suis à _____ kg de mon poids santé.

☐ > 8 kg ☐ 8 kg (20 lb) ☐ 6 kg (15 lb) ☐ 4 kg (10 lb) ☐ 2 kg (5 lb)

TABAC ET DROGUE

Je fume du tabac.

☐ > 10 fois par semaine ☐ 1-10 fois par semaine ☐ Jamais depuis 6 mois ☐ Jamais depuis 1 an ☐ Jamais depuis 5 ans

Je consomme de la drogue (marijuana, cocaïne, etc.).

☐ Parfois ☐ Jamais

J'abuse de certains médicaments d'ordonnance ou en vente libre.

☐ Presque tous les jours ☐ Assez souvent ☐ À l'occasion ☐ Presque jamais ☐ Jamais

Je consomme des boissons contenant de la caféine (café, thé, cola).

☐ > 10 par jour ☐ 7-10 par jour ☐ 3-6 par jour ☐ 1-2 par jour ☐ Jamais

ALCOOL

Je prends en moyenne _____ consommation(s) d'alcool par semaine.

☐ > 20 ☐ 13-20 ☐ 11-12 ☐ 8-10 ☐ 0-7

Je prends plus de quatre consommations en une seule occasion.

☐ Presque tous les jours ☐ Assez souvent ☐ À l'occasion ☐ Presque jamais ☐ Jamais

Je conduis après avoir bu.

☐ Parfois ☐ Jamais

SOMMEIL

Je dors bien et je me sens reposé/reposée.

☐ Presque jamais ☐ Rarement ☐ Parfois ☐ Assez souvent ☐ Presque toujours

CEINTURE DE SÉCURITÉ

J'attache ma ceinture de sécurité.

☐ Jamais ☐ Rarement ☐ Parfois ☐ La plupart du temps ☐ Toujours

STRESS

Je suis capable de gérer le stress dans ma vie.

☐ Presque jamais ☐ Rarement ☐ Parfois ☐ Assez souvent ☐ Presque toujours

Je me détends et je profite de mes temps libres.

☐ Presque jamais ☐ Rarement ☐ Parfois ☐ Assez souvent ☐ Presque toujours

PRATIQUES SEXUELLES

J'ai des pratiques sexuelles sécuritaires.

☐ Presque jamais ☐ Rarement ☐ Parfois ☐ Assez souvent ☐ Presque toujours

COMPORTEMENT

Je me sens pressé/pressée par le temps.

☐ Presque toujours ☐ Assez souvent ☐ Parfois ☐ Rarement ☐ Presque jamais

Je ressens de la colère et de l'agressivité.

☐ Presque toujours ☐ Assez souvent ☐ Parfois ☐ Rarement ☐ Presque jamais

ÉMOTIONS

Je suis une personne positive et optimiste.

☐ Presque jamais ☐ Rarement ☐ Parfois ☐ Assez souvent ☐ Presque toujours

Je ressens de la tension ou de la nervosité.

☐ Presque toujours ☐ Assez souvent ☐ Parfois ☐ Rarement ☐ Presque jamais

Je me sens triste ou déprimé/déprimée.

☐ Presque toujours ☐ Assez souvent ☐ Parfois ☐ Rarement ☐ Presque jamais

TRAVAIL

J'éprouve de la satisfaction dans mon travail ou dans mon emploi.

☐ Presque jamais ☐ Rarement ☐ Parfois ☐ Assez souvent ☐ Presque toujours

1. Comptez le nombre de ✓ dans chaque colonne.

_____ _____ _____ _____ _____

2. Multipliez le total de chaque colonne par le facteur indiqué (écrire le résultat ci-dessous).

× 0   × 1   × 2   × 3   × 4

3. Additionnez les résultats de chaque colonne pour obtenir le résultat final.

_____ + _____ + _____ + _____ + _____

RÉSULTAT FINAL = _____

Adapté du *Guide du conseiller en condition physique et habitudes de vie*, Société canadienne de physiologie de l'exercice, Santé Canada, 3ᵉ édition, 2004.

INTERPRÉTATION DES RÉSULTATS

Habitudes de vie...

0-34 à améliorer   **35-54** acceptables   **55-69** bonnes   **70-84** très bonnes   **85-100** excellentes

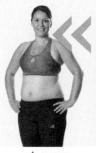

▲ AVANT
▼ APRÈS

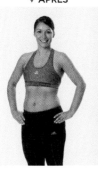

MARIE-ANDRÉE ST-LOUIS, 31 ANS, DÉFI 3, A PERDU 32,4 LB

Une des premières choses à faire lorsqu'on amorce un processus de perte de poids est d'éloigner la balance. Par contre, le test d'évaluation de la composition corporelle par bio-impédance a été très révélateur pour moi. J'ai pu constater qu'avec un taux de gras aussi élevé, ma composition corporelle avait de quoi m'inquiéter.

Tout au long du Défi, l'évaluation par bio-impédance a été porteuse de bonnes nouvelles puisque chaque semaine mes efforts ont engendré une perte de gras. Or, si je n'avais eu droit qu'au poids global indiqué sur un pèse-personne, certaines semaines auraient probablement été difficiles psychologiquement, voire démotivantes. En effet, il est arrivé que mon poids ne change pas, alors que l'évaluation par bio-impédance révélait une perte de gras.

SE PRENDRE EN MAIN POUR ÉVITER DE GROS PROBLÈMES DE SANTÉ

Un excès de poids (sous forme de gras) est associé à un risque accru de problèmes de santé. Santé Canada a répertorié les problèmes liés à l'excès de poids et à l'obésité. En voici la liste :

▶ diabète de type 2 ;
▶ lipidémie anormale ;
▶ résistance à l'insuline ;
▶ maladies de la vésicule biliaire ;
▶ apnée obstructive du sommeil et problèmes respiratoires ;
▶ maladies cardiovasculaires (maladies coronariennes, accident vasculaire cérébral ischémique);

▶ hypertension ;
▶ ostéo-arthrite ;
▶ certains types de cancer (sein, endomètre, côlon, prostate et rein);
▶ problèmes psychosociaux ;
▶ limitations fonctionnelles ;
▶ problèmes de dos et de genoux ;
▶ diminution de la fertilité.

**À propos du questionnaire
sur les habitudes de vie**

Rappelez-vous qu'une note faible ne signifie pas que vous avez échoué! Repérez les catégories où vous avez obtenu un faible résultat et choisissez celles où vous voulez apporter des améliorations en premier. Notez-les; nous y reviendrons à l'étape 4, lors de l'établissement des objectifs.

ÉVALUEZ VOTRE NIVEAU D'ACTIVITÉ PHYSIQUE

Les trois questions ci-contre vous aideront à évaluer la fréquence et l'intensité de vos activités physiques ainsi que la perception que vous avez de votre condition physique. Choisissez l'option qui décrit le mieux vos comportements. Essayez d'être objectif et honnête dans vos réponses : les études démontrent que les gens ont tendance à surestimer leur niveau d'activité physique lorsqu'ils sont appelés à évaluer leurs habitudes. Chaque réponse correspond à un chiffre (bleu si vous êtes un homme, rose si vous êtes une femme). Additionnez ensuite vos résultats.

ÊTES-VOUS ACTIF?

1 Durant une semaine (sept jours) typique, combien de fois pratiquez-vous une activité physique rigoureuse et prolongée caractérisée par une sudation et un pouls rapide ?

- ▶ Trois fois ou plus (3-5);
- ▶ une à deux fois (2-3);
- ▶ rarement ou jamais (0-0).

2 Quand vous pratiquez une activité physique, vous avez l'impression que vous faites un effort...

- ▶ intense (3-3);
- ▶ modéré (1-2);
- ▶ léger (0-0).

3 De façon générale, vous considérez que votre condition physique actuelle est...

- ▶ très bonne ou bonne (5-3);
- ▶ moyenne (3-1);
- ▶ faible ou très faible (0-0).

INTERPRÉTATION DES RÉSULTATS

Si votre résultat est de	Le bénéfice pour la santé que vous tirez de vos activités physiques actuelles est...
0	à améliorer.
1-3	acceptable.
4-5	bon.
6-8	très bon.
9-11	excellent.

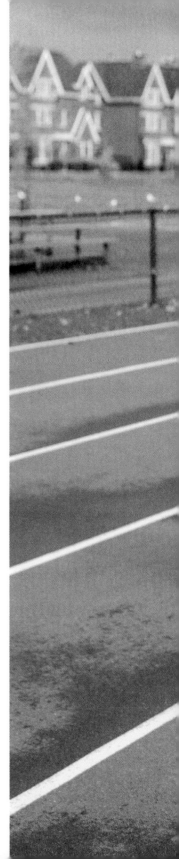

ÉVALUEZ VOTRE ÉTAT DE SANTÉ

a) Douleurs corporelles

Souffrez-vous de douleurs aux articulations, de maux de tête ou de maux de ventre récurrents ? Peu importe la nature de vos maux, énumérez-les ici.

---

b) Maladies

Souffrez-vous d'une maladie ou d'un problème de santé particulier (diabète, haute tension, cholestérol, arthrite, etc.) ?

---

c) Médication

Prenez-vous des médicaments ? Si oui, lesquels et à quelle dose ?

ÉVALUEZ VOTRE CONDITION PHYSIQUE

Les trois prochains tests mesurent différents paramètres de votre condition physique qui s'amélioreront en suivant le programme Transform®. À défaut de recourir à un évaluateur de la condition physique certifié, ces tests vous permettront de déterminer votre état au point de départ pour chacun de ces paramètres.

CAPACITÉ CARDIOVASCULAIRE

Fiable et relativement juste, le test de marche de l'institut UKK (Finlande) vous permet d'évaluer votre consommation d'oxygène maximale (VO_2 max). Vous devrez marcher le plus rapidement possible (sans courir) sur 2 km de surface plane. Utilisez un tapis roulant, faites cinq fois le tour d'une piste d'athlétisme de 400 m ou marchez sur une distance équivalente.

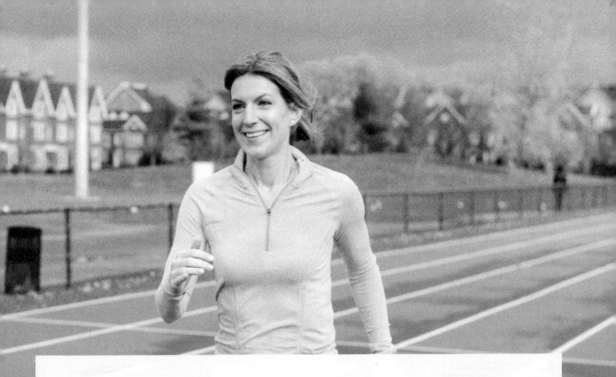

NORMES DE VO$_2$ MAX (EN ML D'O$_2$/KG/MIN) PAR GROUPE D'ÂGE

Âge	HOMME					FEMME			
	20-29	30-39	40-49	50-59	60 et +	20-29	30-39	40-49	50-65
Faible	≤ 37	≤ 33	≤ 29	≤ 25	≤ 21	≤ 28	≤ 27	≤ 25	≤ 21
Passable	38-41	34-37	30-35	26-30	22-25	29-34	28-33	26-31	22-28
Moyen	42-50	38-42	36-40	31-38	26-33	35-40	34-38	32-37	29-34
Bon	51-55	43-50	41-46	39-42	34-37	41-46	39-45	38-43	35-40
Excellent	≥ 56	≥ 51	≥ 47	≥ 43	≥ 38	≥ 47	≥ 46	≥ 44	≥ 41

Adapté du *Manuel de référence du conseiller en condition physique et habitudes de vie II*, Société canadienne de physiologie de l'exercice, 1996.

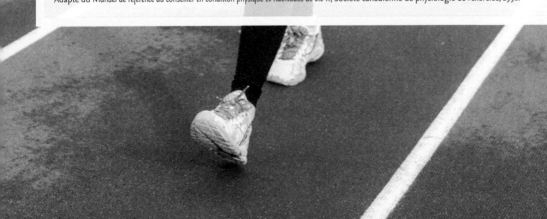

AMÉLIORER
SA CAPACITÉ CARDIOVASCULAIRE, C'EST PAYANT !

La capacité cardiovasculaire représente la quantité maximale d'oxygène (VO$_2$ max) que votre corps peut utiliser lors d'un effort prolongé pour produire de l'énergie à partir du glucose sanguin, du glycogène musculaire (sucre dans le muscle) et de vos réserves de graisse. En d'autres termes, il s'agit de la puissance de votre moteur lorsqu'il produit des efforts de type aérobie. Dans un programme de perte de poids, on a tout avantage à augmenter la « puissance de son moteur » pour brûler plus de calories par minute. En outre, plus votre moteur sera puissant, plus les activités physiques modérées seront faciles à exécuter, ce qui vous aidera à être plus actif physiquement et augmentera votre potentiel à brûler plus de calories quotidiennement.

Test de marche
- ▸ Notez le temps nécessaire pour faire le trajet : _____ min.
- ▸ Calculez votre fréquence cardiaque (battements par minute) une fois le parcours terminé : _____ bpm.
- ▸ Appliquez la formule d'estimation de la VO$_2$ max.

Homme

$184 - (4,65 \times$ _____ $\text{min}) - (0,22 \times$ _____ $\text{bpm}) - (0,26 \times \text{âge}) - (1,05 \times \text{IMC})$

Femme

$116,2 - (2,98 \times$ _____ $\text{min}) - (0,11 \times$ _____ $\text{bpm}) - (0,14 \times \text{âge}) - (0,39 \times \text{IMC})$

Résultat : _____

Consultez le tableau des normes à la page 29 pour évaluer votre résultat.

FORCE ET ENDURANCE MUSCULAIRES

Le test des redressements assis, le test des pompes et le test de la chaise au mur sont les plus représentatifs de ces qualités musculaires pour le haut du corps, les abdominaux et les jambes.

1. Test de redressements assis
- a) Couchez-vous sur le dos, les jambes fléchies et les pieds à plat, les mains sur les cuisses et les bras allongés.
- b) Soulevez doucement votre colonne vertébrale en laissant glisser vos mains sur vos cuisses jusqu'à vos genoux, puis descendez jusqu'à la position initiale.
- c) Faites le plus de répétitions possible au rythme d'environ 1 redressement assis toutes les 4 secondes (2 sec pour monter, 2 sec pour descendre) sans arrêter.

Notez la quantité maximale de redressements assis faits correctement sans arrêter : _____. Consultez le tableau d'interprétation pour évaluer votre résultat.

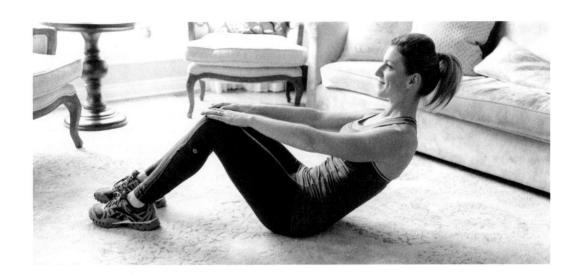

INTERPRÉTATION DES RÉSULTATS – REDRESSEMENTS ASSIS

HOMME	Âge	15-19	20-29	30-39	40-49	50-59	60-69
	Excellent	≥ 25	≥ 25	≥ 25	≥ 25	≥ 25	≥ 25
	Très bon	23-24	21-24	18-24	18-24	17-24	16-24
	Bon	21-22	16-20	15-17	13-17	11-16	11-15
	Acceptable	16-20	11-15	11-14	6-12	8-10	6-10
	À améliorer	≤ 15	≤ 10	≤ 10	≤ 5	≤ 7	≤ 5
FEMME	Âge	15-19	20-29	30-39	40-49	50-59	60-69
	Excellent	≥ 25	≥ 25	≥ 25	≥ 25	≥ 25	≥ 25
	Très bon	22-24	18-24	19-24	19-24	19-24	17-24
	Bon	17-21	14-17	10-18	11-18	10-18	8-16
	Acceptable	12-16	5-13	6-9	4-10	6-9	3-7
	À améliorer	≤ 11	≤ 4	≤ 5	≤ 3	≤ 5	≤ 2

Source : *Guide du conseiller en condition physique et habitudes de vie*, Société canadienne de physiologie de l'exercice, Santé Canada, 3ᵉ édition, 2004.

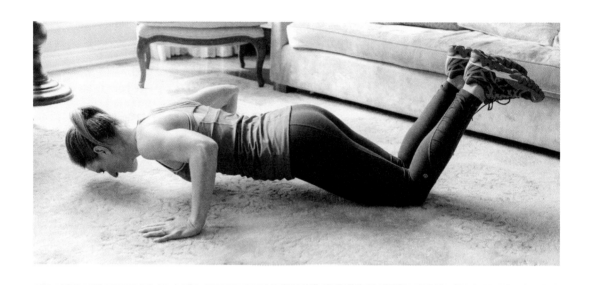

INTERPRÉTATION DES RÉSULTATS – POMPES

HOMME	Âge	15-19	20-29	30-39	40-49	50-59	60-69
	Excellent	≥ 39	≥ 36	≥ 30	≥ 25	≥ 21	≥ 18
	Très bon	29-38	29-35	22-29	17-24	13-20	11-17
	Bon	23-28	22-28	17-21	13-16	10-12	8-10
	Acceptable	18-22	17-21	12-16	10-12	7-9	5-7
	À améliorer	≤ 17	≤ 16	≤ 11	≤ 9	≤ 6	≤ 4
FEMME	Âge	15-19	20-29	30-39	40-49	50-59	60-69
	Excellent	≥ 33	≥ 30	≥ 27	≥ 24	≥ 21	≥ 17
	Très bon	25-32	21-29	20-26	15-23	11-20	12-16
	Bon	18-24	15-20	13-19	11-14	7-10	5-11
	Acceptable	12-17	10-14	8-12	5-10	2-6	2-4
	À améliorer	≤ 11	≤ 9	≤ 7	≤ 4	≤ 1	≤ 1

Source : Guide du conseiller en condition physique et habitudes de vie, Société canadienne de physiologie de l'exercice, Santé Canada, 3ᵉ édition, 2004.

2. Test de pompes

a) Couchez-vous sur le ventre, les mains à la hauteur de la poitrine, les bras fléchis, avec les mains directement sous vos coudes. Mesdames, prenez appui sur vos genoux ; messieurs, sur vos orteils.

b) Amorcez l'extension complète des bras en gardant le tronc droit et en évitant de laisser les hanches s'affaisser au sol. Comptez une pompe chaque fois que vous revenez au sol après une extension et une flexion (votre nez doit frôler le sol).

c) Faites le plus de pompes possible sans arrêter, en respectant le rythme (2 sec pour monter et 2 sec pour descendre).

Notez la quantité maximale de pompes faites correctement sans arrêter : _____. Consultez le tableau d'interprétation pour évaluer votre résultat.

3. Test de la chaise au mur

a) Appuyez votre dos contre un mur.

b) Éloignez les pieds du mur et fléchissez les genoux de façon à ce qu'ils forment un angle de 90° (les cuisses doivent être parallèles au sol). Les genoux ne doivent pas dépasser les orteils.

c) Maintenez la position le plus longtemps possible sans prendre appui sur les cuisses.

Notez la durée totale du maintien de la position : _____ sec ou min.

Il n'existe pas de tableau d'interprétation des résultats fiable pour ce test, mais en l'effectuant à nouveau après un mois d'entraînement ou plus, vous serez en mesure d'évaluer l'amélioration de l'endurance musculaire de vos jambes.

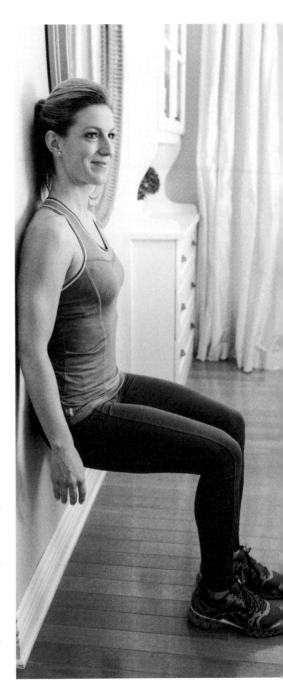

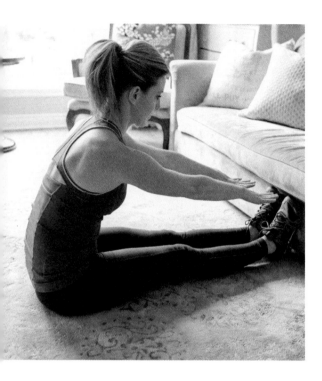

FLEXIBILITÉ

Faites ce simple test de flexion avant du tronc pour évaluer la souplesse de vos hanches, de votre région lombaire et de vos muscles ischio-jambiers (arrière des cuisses).

a) En position assise, les jambes allongées avec les pieds à plat contre un mur, effectuez une flexion avant du tronc sans arrondir le dos ni plier les genoux.

b) Avancez les doigts le plus loin possible devant vous, sans donner de coups.

Notez la distance entre vos doigts et le mur (soyez précis) : _____ cm.

Si vos doigts ne touchent pas le mur, cela signifie que vos muscles de la chaîne postérieure (dos, arrière des jambes) sont tendus. Si vos doigts touchent le mur, votre flexibilité est bonne et vous devez l'entretenir.

ÉVALUEZ VOTRE CONFIANCE EN VOUS ET VOTRE IMAGE DE VOUS-MÊME

Ce qui se passe entre vos deux oreilles – votre discours intérieur – a une influence critique sur votre motivation et sur vos chances de succès. De nombreux experts s'entendent pour dire que l'estime de soi, c'est-à-dire la perception qu'on a de soi-même, est l'un des ingrédients indispensables de la réussite. La confiance en soi est, quant à elle, liée à la perception qu'on a de sa capacité de réussir ; elle peut augmenter ou diminuer l'estime de soi. Comme l'estime de soi et la confiance en soi sont étroitement liées et jouent un rôle important dans la réussite, je vous propose de les évaluer très simplement.

Sur une échelle de 0 à 10, encerclez le chiffre correspondant à votre perception. Le chiffre 0 équivaut à une confiance en soi très faible ou à une image de soi très mauvaise, et 10, à une solide confiance en soi ou à une excellente image de soi.

Votre confiance en vous

0 | 1 | 2 | 3 | 4 | 5 | 6 | 7 | 8 | 9 | 10

Votre image de vous-même

0 | 1 | 2 | 3 | 4 | 5 | 6 | 7 | 8 | 9 | 10

ÉVALUEZ VOTRE SOMMEIL, VOTRE ÉNERGIE ET VOTRE GESTION DU STRESS

Vous mettre en forme et vous alimenter sainement auront inévitablement une influence positive sur votre niveau d'énergie et sur la qualité de votre sommeil. Et aucune technique de réduction du stress n'est aussi efficace que l'exercice physique. Bien que le niveau de stress soit très variable selon les événements, la perception de votre capacité à le gérer peut s'évaluer et se comparer dans le temps, particulièrement après l'adoption de la pratique régulière de l'exercice physique.

Afin de mieux évaluer l'amélioration de votre niveau d'énergie, de la qualité de votre sommeil et de votre capacité à gérer le stress, quantifiez-les sur une échelle de 0 à 10. Encerclez le chiffre représentant le mieux votre situation.

CONSEIL DE **KARINE**

AYEZ CONFIANCE EN VOS MOYENS!

Le Défi Je me prends en main a contribué à rehausser l'estime de soi et la confiance en soi des candidats. Tout au long du processus, en faisant preuve de ténacité et de persévérance et en vivant des réussites, mais aussi des moments plus difficiles, les candidats ont pris conscience de leurs capacités, ce qui a considérablement renforcé leur confiance en eux. Je vous donnerai d'ailleurs des minidéfis à relever pendant le programme (voir calendriers p. 169). La réussite de ces épreuves, en plus des réussites inhérentes à tout processus de prise en main, vous fera réaliser votre potentiel et vous donnera confiance en votre capacité d'atteindre votre objectif de perte de poids, mais aussi votre objectif ultime d'une meilleure santé.

Niveau d'énergie

0 | 1 | 2 | 3 | 4 | 5 | 6 | 7 | 8 | 9 | 10

Qualité du sommeil

0 | 1 | 2 | 3 | 4 | 5 | 6 | 7 | 8 | 9 | 10

Gestion du stress

0 | 1 | 2 | 3 | 4 | 5 | 6 | 7 | 8 | 9 | 10

CONSEIL DE **KARINE**

NE VOUS PESEZ QU'UNE FOIS TOUTES LES DEUX SEMAINES!

Ne vous pesez pas tous les jours! Pour diverses raisons, des variations pondérales allant de 1 à 5 livres peuvent se produire, par exemple, entre votre pesée du matin et celle du soir. Alors, évitez les faux espoirs ou les déceptions inutiles en ne vous pesant qu'une fois toutes les deux semaines. Pour bien mesurer la progression de votre perte de poids, pesez-vous au même moment de la journée, idéalement le matin au lever, après une vidange organique complète (système digestif et vessie). Ainsi, vous obtiendrez une lecture plus fiable et vous ferez des comparaisons plus justes. Les calendriers (voir p. 169) indiquent les journées où vous devrez vous peser.

ÉTAPE 3 : CALCULEZ LE POIDS À PERDRE

La gestion du poids comprend deux aspects fondamentaux : l'apport énergétique (la quantité de calories consommées) et la dépense énergétique totale ou DET (la quantité totale de calories dépensées).

Si vous avez un poids santé (c'est-à-dire que votre IMC se situe entre 18,5 et 24,9, et que votre tour de taille se situe dans les normes santé), on recommande une consommation d'énergie équivalant à la dépense énergétique totale (DET), afin de maintenir un poids stable. Ce qui signifie concrètement que vous devez manger autant de calories que vous en brûlez chaque jour.

Si vous avez un surplus de poids (c'est-à-dire que votre IMC se situe au-dessus de 24,9, et que la circonférence de votre taille est supérieure à 102 cm pour un homme et à 88 cm pour une femme), il est souhaitable de créer un déficit énergétique, c'est-à-dire de consommer moins de calories que la quantité dépensée. Nous y reviendrons dans la partie 3.

COMMENT CALCULER LE POIDS À PERDRE ?

Pour calculer la quantité de poids à perdre, estimez d'abord votre poids idéal avec la formule suivante (Devine).

Homme
Poids idéal = 50 kg + 0,92 × taille en cm – 152
Femme
Poids idéal = 45 kg + 0,92 × taille en cm – 152

Votre poids idéal : _____ kg*

_____

* Pour calculer votre poids en kilos, divisez votre poids en livres par 2,2.

Une fois votre poids idéal trouvé, soustrayez-le de votre poids actuel pour déterminer le poids à perdre.

___ kg (poids actuel) – ___ kg (poids idéal)
= ___ kg (poids à perdre)

Poids à perdre : _____ kg

COMBIEN DE TEMPS ALLOUER POUR PERDRE LE SURPLUS DE POIDS?

D'abord, rappelez-vous que vous n'avez pas pris vos livres en trop dans un court laps de temps. Alors, même si vous aimeriez voir disparaître rapidement tout ce poids superflu, il faut vous dire que cela prendra un certain temps. Le temps nécessaire pour perdre le poids désiré variera selon les efforts que vous

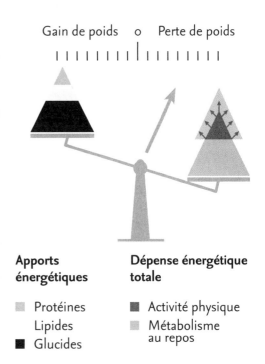

Gain de poids   o   Perte de poids

Apports énergétiques

- Protéines
  Lipides
- Glucides

Dépense énergétique totale

- Activité physique
- Métabolisme au repos

COMBIEN DE POIDS LES CANDIDATS ONT-ILS RÉUSSI À PERDRE?

Lors des diverses éditions du Défi Je me prends en main, les candidats respectaient à la lettre toutes les recommandations alimentaires de leur nutritionniste, faisaient un minimum de 4 à 6 séances d'entraînement par semaine au gym, en plus d'augmenter leur dépense énergétique quotidienne en étant plus actifs. Les résultats obtenus ont donc été spectaculaires, mais ils variaient selon le sexe : les femmes ont réussi à perdre entre 15 et 37 livres en trois mois, tandis que les hommes ont perdu entre 25 et 50 livres. Je sais, si vous êtes une femme, cela paraît injuste. À la page 79, je vous présenterai quelques-uns des facteurs qui expliquent cette différence entre les sexes. Mais, que vous soyez une femme ou un homme, les résultats viendront si vous respectez les recommandations fournies dans ce livre !

investirez dans la modification de vos habitudes, tant sur le plan de l'alimentation que de l'exercice physique. Ainsi, pour déterminer le laps de temps nécessaire pour perdre les livres en trop, vous devez planifier votre emploi du temps, et établir clairement le moment et la durée de vos séances d'entraînement. Vous devez aussi réduire votre apport calorique actuel selon le plan alimentaire qui vous sera proposé. La combinaison de ces deux facteurs créera le déséquilibre énergétique approprié et entraînera une perte de poids. Une perte de 1 à 2 livres par semaine est réalisable avec des efforts raisonnables et permet de favoriser une perte de gras (plutôt que de masse musculaire) de façon saine.

Vous pouvez donc diviser la quantité de poids à perdre par deux afin de connaître le nombre minimal de semaines nécessaire pour atteindre votre poids santé. Cela peut toutefois nécessiter autant de semaines que le nombre total de livres à perdre. En vous fixant cet écart raisonnable comme objectif, vous ne serez pas déçu.

CAROLE GASTAUD, 37 ANS, DÉFI 2, A PERDU 36,2 LB

Avant le Défi, je me sentais plutôt mal dans ma peau avec mon surpoids ; j'étais souvent malade et assez déprimée. Ma prise de poids avait commencé durant ma grossesse et s'était poursuivie après, et je ne voyais plus comment me retrouver avec tout ce que supposait mon nouveau rôle de mère. J'étais angoissée et je souffrais d'un grand manque de confiance en moi. Je compensais donc mon malaise en abusant de la nourriture et je ne faisais aucune autre activité physique que m'occuper de mon enfant.

Le Défi a changé beaucoup d'aspects de ma vie. Je suis plus positive, j'ai davantage confiance en moi. Je suis rarement malade. Je suis mieux dans ma peau. J'ai une plus grande force physique et mentale. Je suis capable d'affronter les difficultés de la vie avec plus de courage. Je suis plus persévérante. Je me décris maintenant comme une personne en santé et je prends davantage soin de moi. Je m'aime plus.

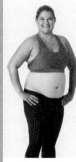

▲ AVANT
▼ APRÈS

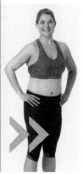

TRUCS DE **PRO**
AU-DELÀ DE LA PERTE DE POIDS...

**par Marie-Claude Beaulac,
entraîneur personnel**

Je fixe toujours deux types d'objectifs avec mes clients : des objectifs quantifiables, comme le nombre de livres à perdre, mais aussi des objectifs que j'appelle qualifiables, comme porter une robe ou un maillot dont on rêve, transporter des paquets d'épicerie sans s'épuiser, faire du sport avec ses petits-enfants sans être à bout de souffle, etc. Je les invite à verbaliser ce qu'ils ressentiront une fois le Défi relevé. Et, au fil des semaines, je leur rappelle ce qu'ils m'ont dit ; c'est important parce que c'est ce qui les garde motivés !

**par Émilie Lapointe,
entraîneur personnel**

J'essaie toujours de motiver mon client autrement qu'avec simplement des objectifs physiques, comme la perte de poids. Je lui demande comment il veut se sentir au terme du programme. Comment se voit-il ? Qu'est-ce que les changements d'habitudes vont lui apporter ? Lorsque sa motivation baisse durant le programme, je lui rappelle les sentiments qu'il m'a lui-même communiqués.

ÉTAPE 4 : ÉTABLISSEZ CLAIREMENT VOS OBJECTIFS

Maintenant que vous avez bien cerné vos raisons de vous prendre en main, que vous avez fait le point sur vos habitudes de vie et votre condition physique, et que vous savez combien de poids vous avez à perdre, vous pouvez établir les objectifs que vous souhaitez atteindre.

En les énumérant, imaginez comment l'atteinte de chacun d'eux changera votre vie : qu'est-ce que cela va signifier pour vous et comment cela se traduira-t-il dans votre quotidien ? Cet exercice vous aidera à mieux mesurer l'importance que vous accordez à chacun de ces objectifs et à déterminer ceux qui comptent le plus pour vous.

SOYEZ SMART !

Afin d'optimiser les conditions de réalisation de votre programme, il vous faut établir des objectifs qui respectent certains critères : assurez-vous qu'ils soient SMART (Spécifiés, Mesurables, Attirants, Réalistes et réalisables dans le Temps prévu).

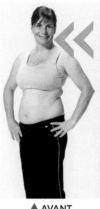

▲ AVANT
▼ APRÈS

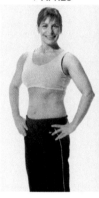

JOANNE BRAZEAU,
44 ANS, DÉFI 1,
A PERDU 13,3 LB

La plus grande leçon que j'ai apprise avec le Défi est que j'ai la capacité d'atteindre mes objectifs et de réaliser de grandes choses. Je peux dire aussi que la confiance en moi qui a résulté du Défi m'a permis de me réaliser professionnellement : j'ai finalement obtenu le poste pour lequel je travaillais depuis plusieurs années. Se sentir bien dans son corps et son esprit nous permet de faire confiance à la vie et de profiter de tout ce qu'elle peut nous apporter. Lorsque j'ai fêté mes 44 ans, je disais aux gens que la quarantaine m'apportait les plus belles années de ma vie, et ce, en grande partie grâce au cheminement que j'ai fait pendant et après le Défi.

de constater que vous les avez atteints.

MESURABLES

Vous devez être en mesure de vérifier périodiquement si vous vous rapprochez de vos objectifs et de confirmer que vous les avez atteints à la fin du programme. Il importe donc de vous fixer des objectifs mesurables. Pour vous aider, je vous fournis des calendriers (voir p. 169) où je vous demande des relevés à des moments précis. Avoir des objectifs et pouvoir mesurer vos progrès vous aideront à prendre conscience des changements en cours. Ces évaluations périodiques motivantes seront des jalons importants dans la réussite de votre programme.

SPÉCIFIÉS

Détaillez vos objectifs. Par exemple, plutôt que d'écrire simplement que votre objectif est de vous prendre en main, indiquez clairement ce que vous désirez : « perdre X lb », « réduire mon tour de taille de X cm », « porter un maillot de bain avec fierté », « réussir à enfiler tel ou tel vêtement qui est actuellement trop serré », etc. Plus vos objectifs seront clairs et précis, plus vos chances de les atteindre seront grandes, et plus il vous sera facile

ATTIRANTS

Vos objectifs devront vous habiter chaque jour ; assurez-vous donc de choisir des objectifs qui vous stimulent et vous enthousiasment. La simple lecture de vos objectifs doit vous accrocher un sourire aux lèvres et vous faire rêver !

RÉALISTES

Pas de défi, pas de changement ! Réaliste ne veut pas dire facile, mais plutôt atteignable avec les efforts appropriés et selon les ressources disponibles. Si votre objectif est complètement démesuré, vous risquez de vous décourager en cours de route. Permettez-vous des objectifs plus imposants réalisables à long terme, mais combinez-les à des objectifs à court terme plus modestes et moins difficiles à atteindre. Gardez en tête que ces petits objectifs sont tout aussi importants, car ils vous rapprochent de votre objectif ultime ! Vous devez aussi spécifier les moyens ou les outils que vous adopterez pour les réaliser. Décrivez clairement la façon dont vous allez vous y prendre, le « comment ».

Ainsi, il faut savoir qu'une perte de poids saine et durable se fait à un rythme de 1 à 2 livres par semaine, parfois 3, mais pas plus ! Alors, établissez le nombre de livres total à perdre, puis échelonnez cette perte de poids en petits objectifs hebdomadaires.

Ne plus jamais manger de chocolat ou de sucre est un bon exemple d'objectif irréaliste. Cette résolution draconienne serait extrêmement difficile à tenir à long terme, particulièrement pour quelqu'un qui a la dent sucrée. Un objectif plus réaliste serait de manger chaque jour un fruit ou un légume au lieu d'une sucrerie. Vous pourriez ensuite réduire graduellement la quantité totale de sucre que vous mangez.

RÉALISABLES DANS LE TEMPS PRÉVU

Allouez-vous le temps nécessaire pour atteindre vos objectifs. Si vous avez 80 livres à perdre, vouloir le faire en trois mois n'est pas raisonnable. Vous pouvez garder à l'esprit cet objectif ultime, mais misez d'abord sur l'atteinte d'un objectif intermédiaire, réalisable à plus court terme.

PLUS VOS OBJECTIFS SERONT CLAIRS ET PRÉCIS, PLUS VOS CHANCES DE LES ATTEINDRE SERONT GRANDES, ET PLUS IL VOUS SERA FACILE DE CONSTATER QUE VOUS LES AVEZ ATTEINTS.

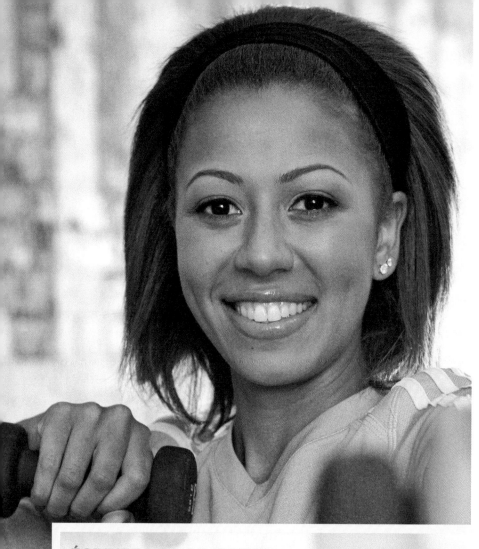

ÉCRIVEZ VOS OBJECTIFS

OBJECTIFS   **MOYENS**

Objectif ultime _____   _____

_____   _____

_____   _____

Objectifs à court terme et à moyen terme   _____

_____   _____

_____   _____

_____   _____

ÉTAPE 5: OPTIMISEZ VOS CHANCES DE SUCCÈS

On y est presque ! Mais avant de passer à l'action, je vous propose de remodeler votre environnement afin de vous faciliter la tâche.

Chez la majorité des personnes qui ont relevé le Défi *Je me prends en main*, on a observé qu'un environnement physique et social favorable renforçait l'adoption d'habitudes saines, mais aussi que, dans le cas contraire – un conjoint réticent à l'idée de manger mieux, une belle-mère qui juge que vous n'avez pas de poids à perdre ou des collègues qui se moquent de vous par pure jalousie –, l'environnement immédiat pouvait devenir un facteur d'échec non négligeable. Mettez donc toutes les chances de votre côté avant de commencer et recourez à ces quelques trucs tout simples.

ENGAGEZ-VOUS !

Afin de marquer officiellement le début du programme et de vous aider à le poursuivre, je vous invite à signer le contrat « Je me prends en main ».

CONTRAT
JE ME PRENDS EN MAIN

Aujourd'hui, je, _____, m'engage à me donner à fond dans le programme Transform®. Comme je bénéficierai de tous les moyens disponibles pour réussir, il ne tient qu'à moi d'en appliquer les principes et les recommandations. Je vais, de plus, m'entourer de personnes qui me soutiendront dans mon cheminement. Je comprends qu'il se peut que je traverse des moments difficiles durant lesquels je devrai lutter énergiquement, et je me retrousserai les manches afin de persévérer jusqu'à ce que j'atteigne mon objectif. Je suis prêt/prête à fournir les efforts nécessaires, car je suis conscient/consciente que les changements de comportement que j'entreprendrai deviendront de nouvelles habitudes bien ancrées dans mon quotidien qui amélioreront ma qualité de vie. Je m'engage dans cette démarche d'abord et avant tout pour moi. Je me prends en main parce que j'en ai envie, parce que j'en suis capable, parce que c'est important pour moi et parce qu'une fois mon objectif atteint je serai en pleine possession de mes moyens !

Signature : _____
Date : _____

FAITES PART DE VOTRE DÉCISION À VOS PROCHES

Votre conjoint, votre colocataire, vos enfants, vos amis doivent être mis au courant de votre désir de vous prendre

CAROLINE
JOUBERT, DÉFI 2

Les changements apportés au mode de vie demandent une adaptation personnelle, mais aussi de l'entourage immédiat. On a droit à des commentaires en tous genres quand on souhaite adopter un mode de vie sain. Vous ne pouvez pas imaginer ce qu'on peut entendre quand on dit non à un troisième verre de vin ou qu'on partage un dessert avec son conjoint au lieu de prendre une portion complète. On m'avait sagement conseillé de transformer ces commentaires en sources de motivation : je vous le suggère donc à mon tour. Qu'ils deviennent ce qui vous motive et ce qui stimule votre persévérance. **Vous pouvez aussi devenir une inspiration pour votre entourage.** Autour de moi, plusieurs personnes ont entrepris une démarche de perte de poids à la suite de la mienne : certaines ont même perdu près de 50 livres !

MAXIM
BELLEMARE, DÉFI 1

Peu importe le moment où nous décidons de nous prendre en main, ce sera difficile. Que ce soit le printemps, l'été, l'automne ou l'hiver, il y aura toujours une raison pour repousser l'échéance : un anniversaire, un souper de famille, le mauvais temps, une longue fin de semaine, etc. **Se prendre en main, c'est d'abord et avant tout un engagement envers soi et pour soi.** Il faut donc donner tout ce qu'on a et être fier de soi.

en main et d'améliorer votre qualité de vie. Leur quotidien sera inévitablement modifié par les changements que vous allez apporter au vôtre. Vous devez donc vous assurer d'avoir leur soutien malgré les bouleversements qu'ils vivront par ricochet. Expliquez-leur votre plan d'action et la manière dont il peut les affecter. Informez-les du moment précis où cette prise en main débutera. Rappelez-vous qu'il n'y a jamais de moment parfait : il y aura toujours des fêtes, des sorties, des célébrations et autres raisons de reporter le début de votre programme. Comme le slogan de Nike le dit si bien : just do it !

TROUVEZ-VOUS UN ANGE GARDIEN

Selon les participants des diverses éditions du Défi, l'idée de se trouver un ange gardien est l'un des meilleurs trucs de motivation du programme. Plusieurs affirment que c'est leur ange gardien qui a le plus favorisé leur persévérance. L'ange gardien type est une personne qui vous est chère, en qui vous avez confiance et avec qui vous vous sentez à l'aise de parler sans filtre. Son rôle est de vous encourager, de vous soutenir et de vous motiver à persévérer,

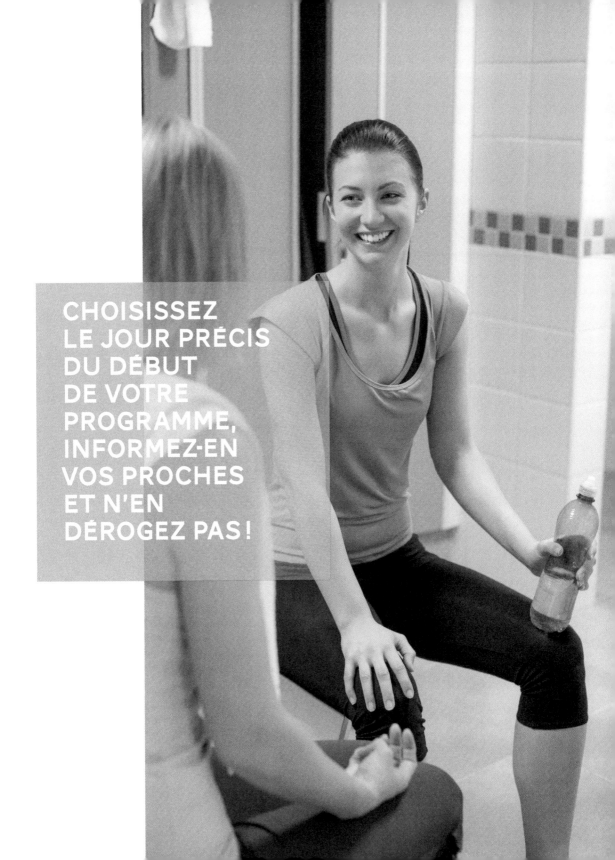

CHOISISSEZ
LE JOUR PRÉCIS
DU DÉBUT
DE VOTRE
PROGRAMME,
INFORMEZ-EN
VOS PROCHES
ET N'EN
DÉROGEZ PAS !

CONSEIL DE **KARINE**

DEUX BONNES RAISONS D'EN PARLER À VOS PROCHES

Premièrement, le fait de le dire à autrui à voix haute crée un engagement envers votre entourage et envers vous-même. Il s'agit de votre premier geste concret. Quand ce sera fait, vous voudrez tenir votre parole et vous aurez le sentiment de devoir rendre des comptes. Deuxièmement, une fois informés, votre famille et vos proches pourront vous soutenir et vous encourager, et comprendront mieux pourquoi les repas sont différents, pourquoi vous les quittez pour l'entraînement, etc. Le soutien de l'entourage est d'ailleurs extrêmement important ; je vous en parlerai en détail dans la partie 2.

Si vous prévoyez que votre prise en main modifiera vos habitudes au travail – parce que vous irez, par exemple, vous entraîner à l'heure du lunch plutôt que d'accompagner vos collègues au resto –, prenez également soin de les aviser. Vous pourriez être surpris de leur réaction. Plusieurs vous soutiendront, et il est même possible que vous inspiriez certaines personnes et que vous leur donniez envie de vous accompagner dans votre démarche. Et si jamais on vous fait des remarques désobligeantes, évitez de vous en faire. Dans quelques semaines, ces mêmes gens remarqueront vos progrès avec envie !

coûte que coûte. Cette personne devra être au courant de vos objectifs et des moyens que vous pensez utiliser pour y parvenir, et devra vous appuyer entièrement dans vos démarches.

Quand vous aurez du mal à vous motiver, votre ange gardien sera là pour vous ! C'est à lui ou à elle que vous téléphonerez pour confier vos états d'âme quand, par exemple, vous n'aurez pas envie de vous entraîner ou que vous serez tenté de retomber dans vos anciennes habitudes alimentaires. Prenez soin de bien choisir cette personne clé. Elle devra savoir vous écouter, mais aussi choisir les bons mots pour vous remettre dans le droit chemin. Avisez-la du rôle qu'elle devra jouer, obtenez son accord et demandez-lui de s'engager à vous soutenir sans faille dans votre démarche.

Yanick Côté, du Défi 2, avait confié ce mandat à sa mère. Il affirme qu'elle l'a carrément « sauvé de l'abandon » ! Il l'appelait parfois simplement pour se vider le cœur quand les résultats n'étaient pas au rendez-vous ou que son moral était au plus bas. D'autres fois, c'était elle qui prenait de ses nouvelles. Elle vérifiait où il en était et l'amenait à réaliser l'ampleur des changements qu'il avait apportés dans sa vie jusque-là et les effets positifs qui en découlaient.

RÉUSSISSEZ GRÂCE À VOS ÉCHECS!

La perception de votre capacité à compléter ce programme avec succès est inévitablement influencée par vos réussites, mais également par vos échecs antérieurs. Alors, au besoin, servez-vous d'un revers que vous avez subi pour mieux affronter votre avenir. Les obstacles surmontés devraient permettre de grandir, et renforcer le caractère et la volonté.

Aussi, pour vous donner confiance en vos moyens, je vous suggère de prévoir les obstacles que vous êtes susceptibles de rencontrer pendant le processus et de déterminer à l'avance comment vous les surmonterez. Personne n'est mieux placé que vous pour repérer les situations qui vous donneront du fil à retordre. Quels sacrifices vous semblent les plus difficiles à faire? Quelles difficultés rencontrées en chemin rendraient l'atteinte de vos objectifs moins évidente? Craignez-vous les sorties au resto, les repas dominicaux chez la belle-mère, la pression sociale, les commentaires de la famille, la fatigue de fin de journée, les devoirs des enfants, les voyages d'affaires à répétition, les repas à cuisiner après une longue journée au travail, les fringales qui vous gagnent en fin de soirée, les 5 à 7?

Quels que soient les obstacles que vous entrevoyez, il vous faut absolument trouver des mesures toutes prêtes. Ainsi, lorsqu'une situation problématique surviendra, vous aurez la réaction appropriée et vous la résoudrez plus aisément.

Dressez la liste des obstacles possibles et les solutions envisagées pour chacun.

Obstacles prévisibles _____
_____
_____
_____

Solutions envisagées _____
_____
_____
_____

MOINS VOUS LAISSEREZ DE PLACE AU HASARD, MEILLEURES SERONT VOS CHANCES DE RÉUSSITE!

DÉBARRASSEZ-VOUS DES RELATIONS TOXIQUES...

Malgré le soutien que vous recevrez de vos proches, certaines personnes de votre entourage remettront probablement en question vos raisons de vous prendre en main et chercheront peut-être même à vous dissuader de poursuivre votre démarche. Bien qu'elles ne visent pas nécessairement à vous blesser, à la longue, les remarques négatives peuvent vous démotiver. Je vous invite donc à faire le ménage de vos relations et à vous éloigner des individus « toxiques ». Profitez de l'occasion pour réfléchir sur la qualité de vos relations sociales. Tâchez d'éviter d'entretenir les relations qui nuiront à l'adoption ou au maintien de vos nouvelles habitudes saines. Essayez de vous entourer de personnes qui partagent votre nouveau mode de vie et qui le faciliteront.

… ET DES ALIMENTS MALSAINS !

Je vous recommande de faire dès maintenant le ménage du réfrigérateur, du congélateur et du garde-manger. Il vous faudra jeter (ou donner) les aliments peu nutritifs ou malsains afin de faire place aux aliments plus sains et plus nourrissants.

La règle à observer avec les aliments malsains est la suivante : si on n'en a pas, on n'en mangera pas ! Évitez de garder des aliments ayant peu de valeur nutritive sous prétexte que vous ne voulez pas gaspiller ou qu'ils sont « pour les enfants »… Pourquoi ne pas leur rendre service en même temps ?

Profitez-en pour organiser votre réfrigérateur en trois sections. La plus grande devrait contenir des fruits et des légumes frais, en quantité suffisante pour subvenir aux besoins de la semaine (repas et collations). Une autre partie, moins grande, devrait contenir les produits laitiers et leurs substituts, ainsi que les condiments. La dernière section devrait être réservée aux viandes et à leurs substituts. Ne surchargez pas votre réfrigérateur, vous risqueriez de gaspiller !

LAURIE COUTURE, 24 ANS, DÉFI 3, A PERDU 27,3 LB

Ce que j'ai trouvé difficile, ce sont les soirées entre amis, où l'alcool et la nourriture peu appropriée à mon nouveau rythme de vie abondaient. Les tentations étaient là !

Pour maintenir le cap, je n'ai pas eu le choix, surtout au début : je refusais d'y aller, tout simplement. Ou bien je me joignais au groupe plus tard, une fois le souper terminé. Et j'apportais mon eau pétillante !

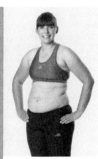

▲ AVANT
▼ APRÈS

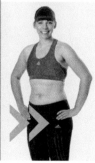

PROCUREZ-VOUS LES BONS ALIMENTS

Certains aliments santé doivent être présents dans votre garde-manger et dans votre réfrigérateur à partir de maintenant. Nous reviendrons en détail sur l'alimentation dans la partie 3, mais voici déjà quelques lignes directrices pour vous aider à faire vos achats.

FRUITS ET LÉGUMES

Je vous suggère de les sélectionner en tâchant de choisir une variété de couleurs pour que leur consommation vous procure une grande diversité de vitamines et minéraux essentiels à votre santé. Favorisez les fruits et légumes saisonniers et produits au Québec. Non seulement chaque repas devrait contenir des fruits et légumes, mais ils devraient représenter la moitié du contenu de votre assiette. Sortez de votre zone de confort et essayez une nouvelle sorte de légumes chaque semaine!

PRODUITS CÉRÉALIERS

Que ce soit pour le pain, les pâtes ou les craquelins, assurez-vous que vos produits céréaliers contiennent des grains entiers comme du blé germé, du blé entier, du sarrasin,

CONSEIL DE **KARINE**

FAITES UNE LISTE ET RESPECTEZ-LA!

Avant d'aller faire le marché, planifiez les repas et les collations de la semaine, et dressez votre liste d'épicerie en conséquence. Une fois à l'épicerie, tâchez de vous en tenir au contenu de la liste. Ainsi, vous n'achèterez pas d'aliments sous l'impulsion du moment, vous gaspillerez moins et vous économiserez des sous! La liste d'ingrédients indispensables de la page suivante vous donnera un coup de pouce.

MARC CHAMBERLAND, 28 ANS, DÉFI 2, A PERDU 47,2 LB

Il faut trouver les aliments santé qu'on aime en essayant le plus de choses possible. Ce n'est pas vrai que les aliments sains sont nécessairement mauvais au goût. Nous pouvons tous trouver des aliments santé que nous aimons bien. Par exemple, le yogourt grec à 0% M.G., les fromages Babybel légers à 15% M.G., les clémentines, les pommes ainsi que le pain multigrain sont de nouveaux aliments que j'adore et qui font en sorte que j'évite les croustilles et les chocolats!

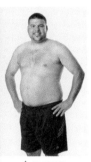

▲ AVANT
▼ APRÈS

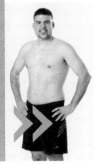

LES INGRÉDIENTS INDISPENSABLES

GARDE-MANGER

- Pâtes à grains entiers
- Céréales à grains entiers
- Légumineuses en conserve
- Huile d'olive, de tournesol, de pépin de raisin, etc.
- Farine à grains entiers
- Assaisonnements (poivre, ail en poudre, herbes et épices variées, vanille, miel, etc.)
- Bouillon réduit en sodium
- Tomates en conserve
- Lentilles sèches
- Riz
- Quinoa

RÉFRIGÉRATEUR

- Légumes
- Fruits
- Œufs
- Yogourt nature
- Fromage allégé
- Tofu
- Noix et graines
- Beurre de noix
- Condiments (moutarde de Dijon, sauce soya réduite en sodium, sauce piquante, mayonnaise légère, etc.)

CONGÉLATEUR

- Légumes et fruits congelés
- Pain à grains entiers (tortilla, pita, etc.)
- Fruits de mer
- Poisson et viandes en portions individuelles

plus de fibres (au moins 4 g par portion).

LAIT ET SUBSTITUTS

Essayez d'opter pour les fromages contenant moins de 20 % de matières grasses. Privilégiez le lait 1 % ou écrémé. Si vous préférez les boissons de soya, prenez-les sans sucre ajouté. Finalement, pour les yogourts, choisissez ceux qui contiennent 2 % de matières grasses et moins, et faites attention aux sucres ajoutés.

VIANDES ET SUBSTITUTS

Pensez à choisir au moins trois variétés de viandes ou substituts de viande pour la semaine, et prévoyez au moins un à deux repas de poisson. Vous pouvez opter pour des fruits de mer une autre journée. Les œufs, les légumineuses en conserve ou sèches et le tofu constituent aussi de très bons choix. Pour ce qui est des viandes hachées, choisissez-les extra-maigres. Pour les autres viandes, tentez de retirer le gras visible ainsi que la peau avant la cuisson.

du kamut ou de l'épeautre. En ce qui a trait aux céréales à déjeuner, choisissez celles qui contiennent des grains entiers et peu de sucres. Finalement, pour les barres tendres, faites preuve de vigilance, car très peu d'entre elles sont nutritives. Vous devez lire les étiquettes et privilégier celles qui renferment le moins de sucres (moins de 5 g par portion) et le

ÉQUIPEZ-VOUS POUR L'ENTRAÎNEMENT

S'entraîner ne requiert pas nécessairement beaucoup d'équipement, mais certains outils de base vous aideront à partir du bon pied. Évidemment, une bonne paire de chaussures de sport est un incontournable. Ensuite, procurez-vous des vêtements confortables et pas trop chauds ; ce n'est pas parce que vous transpirez abondamment que vous brûlez du gras (voir p. 83)! Des accessoires comme une paire de poids, un tapis de yoga et des DVD d'exercices variés constituent un équipement de base à avoir chez soi pour suivre le programme Transform®.

OFFREZ-VOUS UN ACCÈS AUX SPÉCIALISTES

Lorsqu'on décide de se prendre en main et de commencer à faire de l'exercice, s'abonner à un centre de conditionnement physique est une excellente idée. L'atteinte de résultats et le maintien de la motivation peuvent être grandement facilités si vous avez accès à un environnement d'entraînement stimulant et à un encadrement professionnel. Assurez-vous que le centre pour lequel vous opterez vous donne accès aux services de kinésiologues

KRISTINA
NAGINIONIS, DÉFI 3

Ce n'est pas facile de réapprendre à manger et à cuisiner de la bonne manière, de façon saine. Pour m'aider, je préparais un menu pour la semaine et je dressais ma liste d'épicerie en fonction des repas prévus. Et je n'achetais QUE les ingrédients requis, point final. Ma référence ? Le livre Zéro diète, qui regorge de recettes délicieuses et bonnes pour la santé. Autre source d'inspiration : le blogue Je me prends en main, où des nutritionnistes suggèrent de bonnes idées, des trucs et des recettes.

DANY LAVOIE, DÉFI 3

Le côté alimentaire a été d'une importance capitale, car il fallait changer les habitudes de toute la famille. J'ai deux jeunes filles, dont l'une est autiste, alors je ne pouvais pas retirer brusquement toute la nourriture habituelle de notre garde-manger. Comme les autistes sont très rigides, je devais conserver des aliments que je ne mangerais plus, ce qui me donnait un défi supplémentaire.

Au début, je trouvais difficile de troquer ma tablette de chocolat et ma boisson gazeuse contre des fruits et des légumes. Ma nutritionniste m'a grandement aidé à choisir des aliments qui m'ont permis de remplacer plus facilement mes anciennes habitudes par de nouvelles et de ne plus avoir faim entre les repas.

et, mieux encore, que des nutritionnistes sont aussi disponibles pour vous aider à cheminer dans votre démarche. Les bénéfices de leurs interventions seront multipliés s'ils unissent leurs efforts pour vous aider. Pouvoir obtenir des plans d'entraînement et d'alimentation sur mesure avec des changements de programme périodiques pour suivre votre évolution peut constituer un atout inestimable !

CAROLE
GASTAUD, DÉFI 2

Je trouve le rôle de l'entraîneur primordial dans notre démarche, car même s'il veut nous rendre le plus autonome possible au gym, on a quand même besoin de lui. Il peut devenir une personne en qui on croit vraiment, presque comme un membre de notre famille. Il nous encourage, nous pousse à nous dépasser. Et on a tellement hâte de lui montrer nos progrès ! **C'est bon d'avoir des comptes à rendre à quelqu'un, ça nous garde dans le droit chemin.** Quant à la nutritionniste, en plus d'être une oreille attentive et un soutien moral, elle corrige nos écarts alimentaires. Elle peut aussi contribuer grandement à notre éducation alimentaire. La nutrition, c'est un domaine passionnant quand on le comprend.

« L'ami de mon ami m'a dit que... », « J'ai vu sur Internet que... », « Il paraît qu'elle a réussi à perdre du poids et à le maintenir avec... » Tous ces ouï-dire sur la perte de poids véhiculent trop souvent des croyances non fondées. Plusieurs des participants du Défi ont commis des erreurs basées sur ces fausses croyances. En souhaitant obtenir des résultats plus rapidement, ils ont adopté certains comportements qui, en fait, se sont révélés nuisibles. Pour éviter de retarder l'atteinte de vos objectifs, prenez connaissance de ce qui suit !

PIÈGE 1: MANGER MOINS POUR PERDRE DU POIDS PLUS RAPIDEMENT

L'erreur la plus commune est de manger moins que le plan établi. Dans les débuts du processus de perte de poids, comme on est très motivé, on peut avoir tendance à restreindre son apport alimentaire en pensant que cela entraînera une perte de poids plus rapide. ERREUR ! Deux conséquences néfastes résultent de ce comportement : (1) On arrive inévitablement au prochain repas complètement affamé. Cela peut nous entraîner à faire des choix moins nutritifs, à dévorer les aliments à toute vitesse et, en fin de compte, à

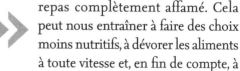

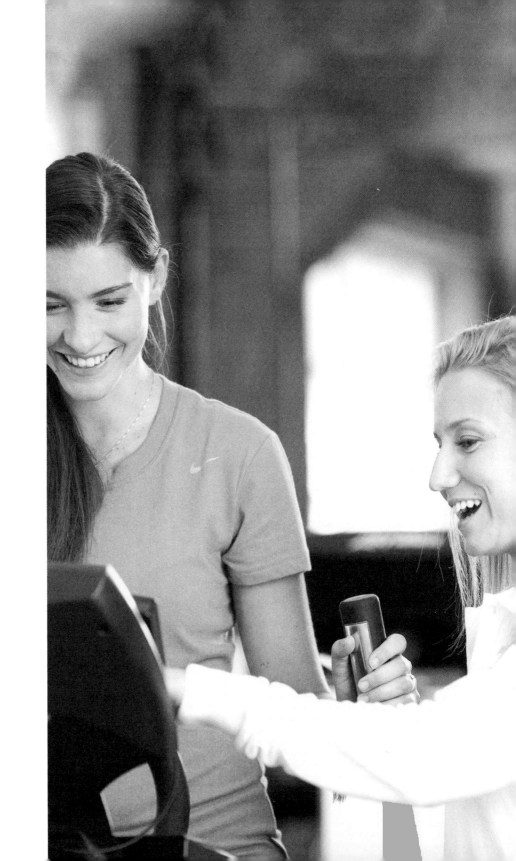

ingérer un plus grand nombre de calories qu'on aurait dû. (2) En ne fournissant pas suffisamment de calories à votre corps, vous le placez en situation de carence : le déficit de nutriments réduira votre niveau d'énergie et vous ressentirez davantage de fatigue. Vous aurez moins d'énergie pour vous entraîner et vous acquitter de vos tâches quotidiennes, vous souffrirez de maux de tête et, qui plus est, le chiffre sur la balance ne bougera même pas !

J'ai observé cette situation à répétition chez des participants du Défi, mais aussi lors des émissions de transformation physique auxquelles j'ai participé. Dès que nous constations une carence alimentaire et que le participant affamé

par la diète qu'il s'était lui-même imposée se remettait à manger selon le plan prescrit initialement, le corps répondait positivement : avec un regain d'énergie et une perte de poids saine.

Bref, ne vous privez pas. Apprenez à écouter vos signaux de faim et de satiété, et respectez-les (voir p. 106). Mangez selon vos besoins et selon le plan établi (voir p. 91). Votre niveau de fatigue sera un indicateur intéressant de la justesse de votre plan alimentaire. En cas de doute, je vous suggère de consulter un ou une nutritionniste qui vous indiquera le plan d'action à adopter ou les changements à apporter.

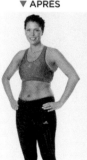

▲ AVANT
▼ APRÈS

CAROLINE
TREMBLAY, 36 ANS, DÉFI 3, A PERDU 32,4 LB

J'étais plus que découragée par les résultats de l'évaluation de ma composition corporelle après tant d'efforts. J'ai probablement mal mangé, pas assez dormi, accumulé beaucoup de fatigue... Somme toute, tant de temps pour si peu de résultats, c'était très décevant. J'en ai parlé avec mon entraîneur et ma nutritionniste ; on a révisé le plan et modifié la stratégie.

PIÈGE 2 : NE PAS MANGER APRÈS L'ENTRAÎNEMENT DE PEUR DE REPRENDRE LES CALORIES DÉPENSÉES

Après avoir mis tant d'efforts à brûler des calories, on peut craindre que le fait de manger « annule » la perte calorique réalisée au cours de l'entraînement. En fait, le déficit calorique doit être calculé sur une période de 24 heures et non de façon isolée, dans l'heure qui suit l'entraînement. Vous priver d'apports en glucides à la suite d'un entraînement vous expose à ressentir de la fatigue et, bien entendu, à avoir faim. Après un cours de groupe durant lequel vous avez brûlé 200 calories, il importe de « repayer » cette dette énergétique en consommant des glucides sous forme liquide ou une boisson combinant glucides et protéines (boisson de récupération). Cela vous évitera de poursuivre la journée avec des réserves de glycogène (sucre stocké dans les muscles) diminuées. Quand vos réserves de glycogène sont faibles, vous ne pouvez vaquer adéquatement à vos diverses tâches et activités, car cet état s'accompagne d'une sensation de fatigue et parfois même d'épuisement. De plus, votre faim vous conduira inévitablement à vous suralimenter.

En mangeant tout de suite après un entraînement, vous maximisez vos résultats ! En effet, une collation post-entraînement constitue l'une des meilleures façons de refaire ses réserves d'énergie et de démarrer le mécanisme de récupération, car elle compense les pertes en glycogène et en eau occasionnées par l'entraînement et permet de reconstruire les tissus musculaires. La collation post-entraînement vous permet d'éviter la fringale quelques heures après l'entraînement et de maintenir votre niveau d'énergie jusqu'au prochain repas. Privilégiez une boisson (comme

MARIE-ANDRÉE
ST-LOUIS, DÉFI 3

Au début du Défi, j'ai eu de la difficulté à manger les 1 400 calories prévues dans mon programme alimentaire tellement j'étais habituée à suivre des régimes draconiens où la règle d'or était la privation. J'ai d'ailleurs été très étonnée de constater que les semaines où j'ai perdu le moins de poids étaient celles où, plusieurs jours dans la semaine, je n'avais pas consommé le nombre de calories prévu.

JOSÉE MAGNAN, FEMME DE SIMON GONTHIER, DÉFI 2

Au début, je croyais que si Simon ne mangeait pas le nombre de calories nécessaires pour combler ses besoins, il allait maigrir plus vite. Donc, je lui disais : « Ce n'est pas grave si tu as mangé 400 ou 500 calories de moins, tu vas maigrir plus vite ! » ou « Pourquoi manger ? Tu vas te coucher. » Eh bien non, il ne maigrissait pas du tout. Léa, sa nutritionniste, nous a alors expliqué que le corps a besoin de calories pour réussir à accomplir toutes ses fonctions adéquatement, même en période de perte de poids, et que le priver ne fera que ralentir le processus et créer d'autres problèmes. Après cette rencontre, Simon mangeait toutes les calories dont il avait besoin selon son profil, et il maigrissait !

du lait au chocolat ou un smoothie frais) plutôt qu'un aliment solide ; ses nutriments seront absorbés plus rapidement. Buvez-la dans les 15 à 30 minutes suivant votre séance. Vous devez toutefois vous assurer de consommer une quantité calorique égale à la dépense. Pour vous aider à calculer votre dépense énergétique pendant vos entraînements, reportez-vous à la page 134, et pour des idées de collations post-entraînement, à la page 101.

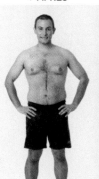

▲ AVANT
▼ APRÈS

ALEXIS
MACHADO, 30 ANS, DÉFI 2, A PERDU 37,5 LB

Restez critique par rapport aux conseils de vos proches en matière de nutrition et d'entraînement. Oubliez les idées reçues et consultez des professionnels ! Le duo entraîneur-nutritionniste me paraît indispensable à une perte de poids efficace : il vous apportera des connaissances essentielles, évaluera vos besoins et vous proposera rapidement des solutions sur mesure. Lorsqu'on est bien suivi, les contraintes sont minimes, et les bénéfices, inestimables.

PIÈGE 3 : SE FIER UNIQUEMENT AU PÈSE-PERSONNE POUR MESURER SES PROGRÈS

Le pèse-personne vous donne l'heure juste, mais uniquement sur votre poids total : il mesure la somme de tout ce qui compose votre corps (le gras, l'eau, le sang, les os, les muscles, les organes, les déchets organiques, etc.). Dans un processus de perte de poids, ce que vous désirez, c'est perdre du gras. Or, le pèse-personne ne vous informe pas sur les variations des différents composants de votre corps : le poids peut rester le même sur la balance, alors que votre masse musculaire a augmenté, que votre pourcentage de gras a diminué et que votre tour de taille a diminué aussi.

Comme plusieurs facteurs peuvent influer sur ces variations, il faut éviter de donner trop d'importance au chiffre indiqué sur le pèse-personne. Accordez-vous toujours une marge d'erreur de 2 à 3 % lorsque vous vous pesez. Et, s'il vous plaît, ne vous pesez surtout pas tous les jours ! Misez sur une pesée toutes les deux semaines (voir p. 36). Entre ces pesées, je vous inviterai à reprendre vos mensurations, qui vous informeront sur vos progrès et vous motiveront à continuer (voir calendriers p. 169). Surtout, n'oubliez pas tous les changements que vous effectuez pour améliorer vos habitudes de vie. Indépendamment du poids, vous constaterez des améliorations dans votre état de santé, votre forme physique, votre sommeil, votre silhouette, votre gestion du stress, etc.

PIÈGE 4: PARTIR EN FOU!

Soyez réaliste et pensez à long terme. Vous voulez vous entraîner 6 fois par semaine, mais votre emploi du temps vous limite à 3? Modifiez votre stratégie! Imposez-vous un calendrier d'entraînement qui s'insère plus facilement dans votre horaire. Respectez ces moments privilégiés sans vous poser de questions. C'est le meilleur truc que je puisse vous donner pour assurer votre assiduité!

PIÈGE 5: MANGER PLUS DE PROTÉINES POUR PERDRE DU POIDS

La consommation de protéines à tous les repas est effectivement essentielle. Elle doit toutefois être en quantité appropriée selon vos besoins, et être jumelée à des glucides (sucres) et des lipides (gras). Ce n'est pas en restreignant votre consommation de glucides et de gras et en augmentant votre consommation de protéines que vous réussirez à perdre du poids de façon durable et saine.

TRUC DE **PRO**
UNE QUESTION D'ÉQUILIBRE!
par Noémi Mercure, entraîneur personnel

Au début, Dany (Défi 3) s'est mis à diminuer la quantité de nourriture qu'il consommait et à s'entraîner comme un fou. J'ai aussi remarqué que ses entraînements étaient plus longs et qu'il venait parfois deux fois par jour sans prendre de journée de repos. Il pensait bien faire. Je lui ai rappelé l'importance de consommer suffisamment de calories sans quoi il ne pourrait pas s'entraîner efficacement et brûler le nombre de calories souhaité. En continuant ainsi, ses entraînements seraient plus courts, il manquerait d'énergie à la maison et il serait démotivé. Quand il m'a confié qu'il avait des rages de faim, mais qu'il buvait de l'eau pour se rassasier, j'ai pensé que c'était un très mauvais signe! La nutritionniste et moi avons examiné son journal alimentaire: avec ce qu'il mangeait, il ne comblait même pas les besoins de son métabolisme au repos. Sa nutritionniste a donc augmenté ses portions, et moi je lui ai fait comprendre que son corps avait autant besoin de repos que de bonnes habitudes alimentaires et d'exercice. Mettre constamment «la pédale au plancher» n'est pas la clé pour acquérir un mode de vie sain. Tout est une question d'équilibre: alimentation saine, mode de vie actif et repos suffisant.

ÉVITEZ À TOUT PRIX LES DIÈTES PROTÉINÉES!

Sur l'ensemble des personnes rencontrées en entrevue lors des diverses éditions du Défi Je me prends en main, au moins la moitié avait essayé une diète protéinée. La totalité des personnes avaient repris plus de poids qu'elles en avaient perdu. Ces résultats parlent d'eux-mêmes et ne font que confirmer que toute diète qui impose des restrictions sévères (pour un groupe d'aliments, par exemple) n'est pas soutenable à long terme, est vouée à l'échec et a des effets pervers sur la santé. Soyez vigilant!

PLUTÔT QUE DE BANNIR LES GLUCIDES EN GÉNÉRAL, PRIVILÉGIEZ LES SOURCES SAINES.

Les diètes protéinées, qui fournissent peu de glucides et beaucoup de protéines, font baisser rapidement le poids sur la balance. En effet, sans un apport suffisant de glucides, votre foie et vos muscles se vident de leur réserve de glycogène (glucides transformés en énergie utilisable pour les muscles et le foie), ce qui entraîne automatiquement une perte en eau, et donc une déshydratation. Mis à part la soif, les effets secondaires d'une légère déshydratation sont notamment la perte d'appétit et une silhouette plus découpée. Résultat : on perd du poids (de l'eau) rapidement et sans avoir l'impression de se priver ou d'avoir faim (du moins, pendant les premières semaines)! Les symptômes associés à cette diète peuvent être la fatigue, la perte de masse musculaire, une diminution de la concentration et des maux de tête.

Cette façon de faire ne nous apprend pas comment nous nourrir sainement, de façon équilibrée, ni comment maintenir notre poids à long terme. Consommez la bonne quantité de protéines et ne négligez pas les autres macronutriments (glucides et lipides). Vous trouverez tous les détails dans la partie 3.

PIÈGE 6 : CROIRE QUE LES GLUCIDES FONT GROSSIR

Ce n'est pas tout à fait faux ni tout à fait vrai… D'une part, il faut comprendre que tout surplus calorique fera engraisser, et ce, peu importe qu'il provienne des glucides, des protéines ou des lipides. D'autre part, les protéines, les lipides et les glucides jouent des rôles distincts et essentiels à l'organisme. Il faut donc tous les consommer, mais en quantités différentes.

Principale source d'énergie du cerveau, les glucides lui permettent entre autres de réfléchir et de faire fonctionner nos muscles, nos sens et nos organes ; ils sont donc indispensables. Par contre, la capacité de notre corps à stocker des glucides est limitée. Quand on en mange trop, le surplus calorique est transformé en gras et emmagasiné dans nos tissus adipeux. Même si les glucides sont « sans gras », l'excès de glucides finit tout de même par se transformer en excès de gras. De façon générale, chaque repas ou collation devrait contenir près de 50 % de glucides, 20 % de protéines et 30 % de gras. Vous devez toutefois vous assurer que leur provenance est saine !

Il importe donc de choisir de bonnes sources de glucides. Vous savez probablement que

les féculents comme le pain, les pâtes et les pommes de terre contiennent des glucides. Mais qu'en est-il des fruits et des légumes ? Ils en contiennent également, et leur consommation est évidemment essentielle à la santé. Alors plutôt que de bannir les glucides en général, privilégiez les sources saines. Je vous conseille de :

1. les consommer dans les bonnes quantités (voir la méthode du compte-portions à la p. 91) ;
2. jumeler des protéines et des lipides à vos glucides à chaque repas ou collation ;
3. privilégier les glucides qui contiennent des fibres ;
4. éviter les aliments contenant des sucres ajoutés.

Bref, lorsque vous consommez des glucides, optez pour des légumes, des fruits, des produits céréaliers à grains entiers et des légumineuses. Ce sont vos meilleures options !

MAINTENANT que vous avez fait le point sur votre état actuel, que vos mesures sont prises et que vous avez même préparé votre environnement aux changements que vous vous apprêtez à réaliser, il est temps de passer à l'action. Dans les pages qui suivent, je vous présenterai le contenu du programme Transform® : je commencerai par le volet entraînement, puis je décrirai le volet alimentaire et je terminerai par le volet psychologique. Dans chacun de ces volets, vous trouverez des trucs concrets pour faciliter la mise en œuvre du programme.

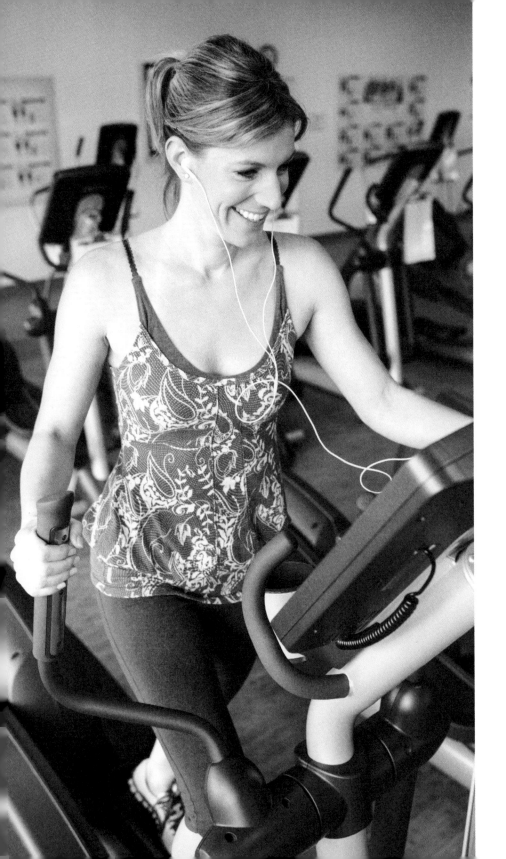

·2·

L'EXERCICE :

S'ENTRAÎNER À BOUGER

Ça y est, le moment de passer à l'action est arrivé ! Dans cette deuxième partie, je vous décrirai le programme d'exercices à suivre et la façon dont il a été conçu pour générer les meilleurs résultats possible. Vous devrez établir votre calendrier d'entraînement en fonction de la durée et de la fréquence des séances proposées. Je répondrai également aux questions les plus fréquentes lors d'un processus de perte de poids. Enfin, je vous donnerai des conseils concrets pour maximiser vos séances d'entraînement et, par le fait même, vos résultats !

LE SECRET DU PROGRAMME TRANSFORM® : UNE PRESCRIPTION QUI ÉVOLUE DANS LE TEMPS

Pour retrouver la forme et pour qu'un processus de perte de poids ait lieu, il faut réunir différents facteurs. Il est notamment essentiel d'intégrer l'exercice physique dans son emploi du temps, mais encore faut-il savoir quoi faire, à quelle intensité, à quelle fréquence, pendant combien de temps, etc. Le paramétrage précis de chacun de ces éléments est garant de la réussite du programme Transform®.

Le secret pour améliorer sa condition physique de façon optimale réside toutefois dans la capacité de faire évoluer son programme d'entraînement. La stimulation physique générée par une séance d'entraînement bien conçue provoque une amélioration de la condition physique, appellée surcompensation (voir p. 73 pour plus d'explications). Cependant, si on répète la même stimulation (le même programme d'entraînement) sur une période prolongée, un plafonnement appelé « plateau » survient, malgré les efforts déployés pour accomplir cet exercice, et le seul moyen de relancer la progression est de modifier la stimulation. Le fait de changer la nature des exercices, d'en modifier l'intensité ou de changer la durée des séances vous permettra de repousser vos limites et de continuer à progresser. Vous remarquerez d'ailleurs que le calendrier prévoit des modifications de programme pour vous permettre d'évoluer continuellement, d'éviter les plateaux et d'atteindre vos objectifs plus rapidement !

Voici maintenant toutes les indications sur la fréquence, la durée, l'intensité et le contenu de vos séances d'entraînement pour le programme Transform®.

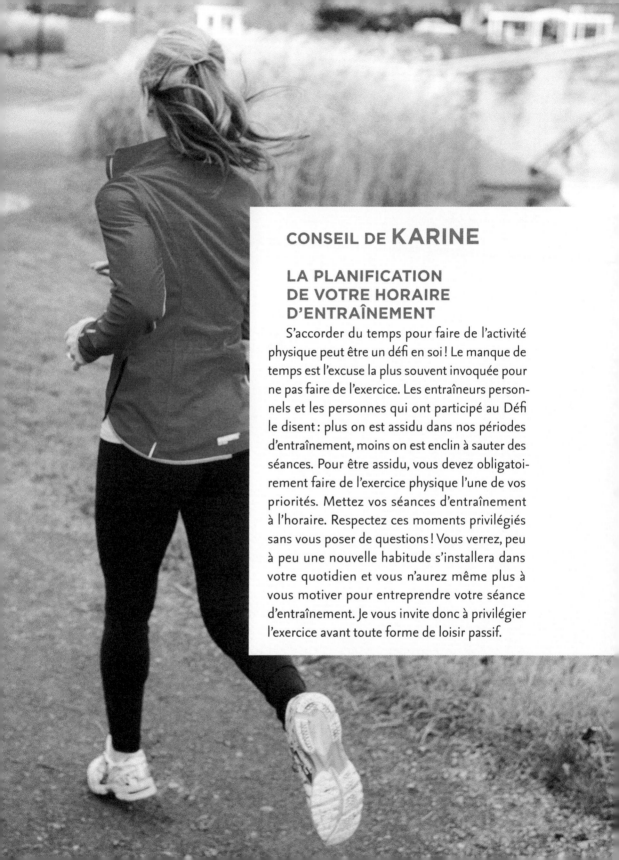

CONSEIL DE **KARINE**

LA PLANIFICATION DE VOTRE HORAIRE D'ENTRAÎNEMENT

S'accorder du temps pour faire de l'activité physique peut être un défi en soi ! Le manque de temps est l'excuse la plus souvent invoquée pour ne pas faire de l'exercice. Les entraîneurs personnels et les personnes qui ont participé au Défi le disent : plus on est assidu dans nos périodes d'entraînement, moins on est enclin à sauter des séances. Pour être assidu, vous devez obligatoirement faire de l'exercice physique l'une de vos priorités. Mettez vos séances d'entraînement à l'horaire. Respectez ces moments privilégiés sans vous poser de questions ! Vous verrez, peu à peu une nouvelle habitude s'installera dans votre quotidien et vous n'aurez même plus à vous motiver pour entreprendre votre séance d'entraînement. Je vous invite donc à privilégier l'exercice avant toute forme de loisir passif.

CINQ TRUCS POUR INTÉGRER L'EXERCICE DANS VOTRE EMPLOI DU TEMPS

1 **Levez-vous plus tôt** Le matin, entraînez-vous avant d'aller travailler. Cela étant fait, vous pourrez jouir du reste de votre journée avec un surcroît d'énergie. Le soir venu, vous bénéficierez d'un sommeil réparateur, et si vous êtes sujet à l'insomnie, ce problème ne fera désormais plus partie de votre existence.

2 **Ayez toujours votre sac de sport à portée de main** Vous n'êtes pas matinal ? Allez au centre d'entraînement aussitôt le boulot terminé ou à l'heure du lunch. Attention : dès que vous mettez les pieds chez vous après une journée de travail, vos chances d'en ressortir sont minces ! Gardez votre sac d'entraînement au bureau ou dans votre auto et rendez-vous directement au gym avant de retourner à la maison. Jouissez ensuite pleinement de votre soirée avec la satisfaction du *workout* accompli !

3 **Profitez de chaque minute** Nous avons souvent l'impression que, pour qu'un entraînement soit efficace, nous devons y consacrer au moins une heure... FAUX ! Un cumul de séances d'entraînement de 15 minutes peut procurer les mêmes bénéfices qu'une longue séance d'exercice continue, à condition d'y mettre suffisamment d'intensité. Alors, si le temps vous manque, adonnez-vous à de courtes séances d'exercice (de 15 à 20 min), 2 ou 3 fois durant la journée.

4 **Faites participer toute la famille !** Je vous encourage à faire participer vos enfants à vos activités physiques. Incitez-les à faire du vélo pendant que vous courez, allez skier en famille, faites des randonnées en forêt, jouez à des jeux dynamiques avec eux : ballon chasseur, cache-cache, soccer, saut à la corde, etc. Ces suggestions peuvent aussi constituer d'excellentes idées d'activités physiques complémentaires pour augmenter votre dépense calorique quotidienne.

5 **Joignez l'utile à l'agréable !** Vous faites le taxi pour permettre à vos enfants de pratiquer des activités sportives ? Plutôt que de rester assis dans les estrades à les observer, apportez vos souliers de course et profitez-en pour faire une marche rapide à l'extérieur. Vous ferez d'une pierre deux coups !

LA FRÉQUENCE ET LA DURÉE DE VOS ENTRAÎNEMENTS

De façon générale, lorsqu'on désire maintenir sa condition physique, on doit s'entraîner au moins 2 ou 3 fois par semaine. Mais puisque votre objectif est de perdre du poids dans un laps de temps relativement court, nous vous recommandons un minimum de 4 séances par semaine et un maximum de 6. Accordez-vous au moins une journée sans entraînement par semaine, durant laquelle vous serez actif, mais vous ne ferez pas d'activité physique structurée et intense.

Pendant les 12 semaines du programme, la majorité des séances d'entraînement seront de 30 minutes. Parfois, je vous proposerai des séances de plus longue durée.

Vous devez comprendre qu'on ne peut pas s'entraîner à fond de train pendant les trois mois du programme, et encore moins douze mois par année : on risquerait le surentraînement. Intégrer des séances d'entraînement plus modérées permet de se ressourcer physiologiquement et psychologiquement pour mieux rebondir par la suite. Vous verrez que votre programme prévoit une diminution du nombre de séances et de leur intensité à la semaine 8 pour que vous puissiez refaire le plein d'énergie. Cette pause vous aidera à passer à un niveau supérieur dans les dernières semaines du programme.

AVEC LE TEMPS, L'ACTIVITÉ PHYSIQUE DEVIENDRA PARTIE INTÉGRANTE DE VOTRE MODE DE VIE.

JOANNE
BRAZEAU, DÉFI 1

J'ai mis à mon agenda des périodes fixes après le travail pour que mes séances d'entraînement deviennent une habitude. Ce n'est pas toujours facile : avec le tourbillon de la vie quotidienne, il y a des soirs où j'aimerais plutôt relaxer sur mon divan, mais, lorsque je vais au gym, ça me fait du bien. Il ne faut SURTOUT PAS hésiter avant d'aller au gym, car c'est trop facile de se dire « demain… ». Mon horaire est clair : j'y vais après le travail. Donc, j'embarque dans mon auto et je me rends directement au gym sans me poser de questions. Je me fixe aussi des petits objectifs de calories à perdre sur ma montre Polar ou un certain nombre d'exercices à faire pendant l'entraînement, ce qui me permet de me « challenger » moi-même.

TRUC DE **PRO**
ÇA IRA DE MIEUX EN MIEUX !
par Noémi Mercure,
entraîneur personnel

Pour éviter le découragement et la fatigue, j'avertis mes clients qu'ils devraient avoir l'impression d'avoir soulevé une voiture après leurs premières séances d'entraînement ! En d'autres mots, je les avise que le premier mois sera probablement difficile puisqu'ils passent du statut de « sédentaire » à celui de « très actif ». Les premières semaines sont parfois dures, mais lorsqu'ils les ont traversées, ils apprécient leur progression. Je leur dis que le deuxième mois sera moins ardu et qu'au troisième mois, ça ira encore mieux.

Soyez flexible dans la planification de la fréquence d'entraînement que vous pourrez maintenir pendant au moins 12 semaines. Par exemple, si vous adoptez une fréquence moyenne de 5 entraînements par semaine et que vous avez moins de disponibilité une semaine donnée, vous pourrez la réduire momentanément à 4 séances et vous rattraper la semaine suivante en faisant 6 séances, si les circonstances vous le permettent. Autorisez-vous cette souplesse.

N'oubliez pas qu'en vous entraînant régulièrement vous vous habituerez à un certain niveau d'activité et vous apprendrez à mieux intégrer l'exercice à votre quotidien. Une séance d'entraînement après le travail, une marche après le souper, une balade à vélo le week-end, voilà de nouveaux comportements qui apparaîtront progressivement dans votre vie et vous aideront à perdre du poids.

L'INTENSITÉ DE VOS ENTRAÎNEMENTS

Le respect de l'intensité prescrite est indispensable pour obtenir de bons résultats. En ce qui concerne les exercices musculaires, vous aurez besoin d'au moins une paire de poids libres de 3 à 5 livres. L'important sera de ressentir une fatigue musculaire importante lors de l'exécution des dernières répétitions de chacun des exercices. Il se peut qu'au fil des semaines vous ressentiez le besoin de vous procurer des poids plus lourds : allez-y !

En ce qui a trait à l'intensité des exercices cardiovasculaires, elle variera selon la durée prescrite. Lors de séances d'entraînement de 30 minutes, vous maintiendrez une intensité modérée, c'est-à-dire un effort suffisamment élevé pour ressentir un certain essoufflement, mais pas trop élevé, pour que vous puissiez terminer la séance. À l'inverse, lors des séances de 15 minutes, vous serez appelé à augmenter l'intensité. Je vous indiquerai au fur et à mesure l'intensité à atteindre et vous trouverez à la page 69 des indications sur la façon de la mesurer.

LE CONTENU DE VOS ENTRAÎNEMENTS

Selon le programme, vous alternerez entre quatre types de séances d'entraînement :

▶ **Séance combinée** : 15 min d'exercices musculaires suivies de 15 min d'exercice cardiovasculaire

▶ **Séance cardio par intervalles** : exercice cardiovasculaire où l'intensité augmente et diminue en alternance

▶ **Séance intégrale dynamique** : alternance entre des exercices musculaires et cardiovasculaires spécifiques

▶ **Séance cardio au choix** : activité physique cardiovasculaire de votre choix

Lorsqu'il sera question d'effectuer des exercices cardiovasculaires, vous pourrez utiliser les appareils à votre disposition comme un vélo stationnaire, un appareil elliptique ou un tapis roulant, mais vous pourrez aussi choisir d'aller à l'extérieur et de faire de la marche rapide ou du jogging, du vélo, du ski de fond… Vous pourrez également opter pour un cours de danse ou un cours de groupe dans un centre – vélo stationnaire ou Zumba, par exemple – ou encore vous entraîner en suivant un DVD d'exercices à la maison. Selon la saison et votre environnement, trouvez une activité que vous aimez et qui vous est accessible ;

l'important sera de respecter l'intensité et la durée minimale prescrites.

Quand vous verrez le titre « séance cardio au choix », ce sera à vous d'en choisir la nature : l'objectif est de vous divertir de façon active en vous adonnant à une activité ou à un sport que vous aimez. Profitez-en pour expérimenter et découvrir de nouvelles façons de bouger. Des activités simples comme faire une marche après le souper, jouer activement avec les enfants, aller magasiner à vélo, jouer au volleyball entre amis ou même – quoique moins tentant – vous livrer à une séance de ménage intense conviennent parfaitement !

Pour les exercices musculaires, je vous donnerai une série d'exercices précis à effectuer. Le nombre de répétitions pour chacun vous sera également fourni, avec le temps de repos à respecter entre les séries.

DES VIDÉOS POUR VOUS AIDER

Pour connaître la technique d'exécution, vous n'aurez qu'à consulter les vidéos disponibles au www.jemeprendsenmain.ca. Un pictogramme ▶ vous indiquera pour chaque programme quelle vidéo consulter. Dans ces vidéos, je vous présenterai tous les exercices de chaque programme afin que vous puissiez ensuite les faire où bon vous semble, à la maison ou dans un centre.

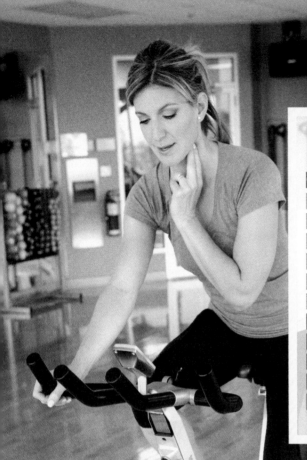

ÉCHELLE DE PERCEPTION DE FATIGUE (échelle de Borg modifiée)

COTE	PERCEPTION
0	
1	Facile
2	
3	
4	Moyen
5	
6	Difficile
7	
8	Très difficile
9	
10	Très très difficile

Adaptée de l'Institut de recherches cliniques de Montréal.

ZONES CIBLES D'ENTRAÎNEMENT

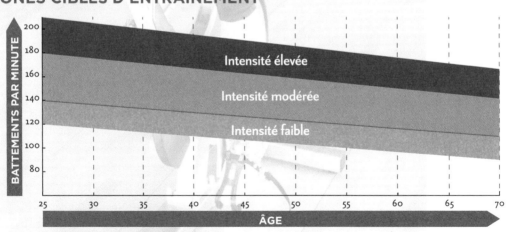

Intensité élevée

Intensité modérée

Intensité faible

BATTEMENTS PAR MINUTE

200
180
160
140
120
100
80

25 30 35 40 45 50 55 60 65 70

ÂGE

Selon la fréquence maximale théorique (220 - âge).

COMMENT MESURER L'INTENSITÉ DE VOS SÉANCES D'ENTRAÎNEMENT CARDIOVASCULAIRE ?

Pour chaque séance d'exercice cardio-vasculaire, une intensité spécifique vous sera indiquée : faible, modérée ou élevée. Pour vous assurer de l'atteindre, vous pourrez vous fier à la mesure de votre fréquence cardiaque ainsi qu'à votre perception de fatigue.

Fréquence cardiaque

Afin de déterminer votre zone cible d'entraînement, utilisez le tableau de la page ci-contre. Selon l'intensité recherchée, vous remarquerez que le nombre de pulsations par minute augmente ou diminue ; évidemment, la fréquence cardiaque augmente avec l'effort. Référez-vous à la fréquence cardiaque cible selon votre âge en vous assurant de respecter les limites supérieure et inférieure. Il existe deux façons de mesurer votre fréquence cardiaque.

La prise manuelle : en plaçant l'index et le majeur sur l'artère carotide (dans le cou) ou sur l'artère radiale (à l'intérieur du poignet, à côté du pouce), comptez le nombre de battements cardiaques durant 15 secondes, puis multipliez par 4 pour obtenir vos battements par minute. Prenez votre fréquence au début, pendant et en fin de séance.

2 Avec un cardiofréquencemètre : constitué d'un bracelet récepteur et d'une ceinture portée sur la peau au niveau du thorax, cet accessoire capte votre fréquence cardiaque en temps réel. Vous pouvez donc ajuster instantanément votre effort.

Le guide des fréquences cardiaques cibles selon l'âge comporte toutefois une certaine marge d'erreur. De plus, la fréquence cardiaque peut varier malgré une perception d'effort similaire. La fatigue, la caféine, le sommeil, le type d'activité physique ainsi que le nombre de groupes musculaires impliqués dans l'exercice pratiqué peuvent moduler la fréquence cardiaque. Pour ces raisons, fiez-vous aussi à votre perception de fatigue pour ajuster votre effort.

Perception de fatigue

La perception de votre effort lors de vos séances d'entraînement cardio-vasculaire constitue un moyen relativement efficace pour mesurer l'effort réel déployé. Familiarisez-vous dès maintenant avec l'échelle de perception de fatigue ci-contre, graduée de 0 à 10, où 0 correspond à l'absence d'effort physique et où 10 correspond à l'effort le plus difficile que vous puissiez fournir.

CALENDRIER DU MOIS 1

SEMAINES 1 ET 2
3 séances combinées du programme 1 / semaine
3 séances cardio au choix du programme 1 / semaine

SEMAINES 3 ET 4
3 séances combinées du programme 2 / semaine
3 séances cardio au choix du programme 2 / semaine

CALENDRIER DU MOIS 2

SEMAINES 5, 6 ET 7
**(alternance de
4 types de séance)**
séances combinées bas du corps du programme 3
séances combinées haut du corps du programme 3
séances cardio par intervalles du programme 3
séances cardio au choix du programme 3

SEMAINE 8
(entraînement allégé)
1 séance cardio par intervalles du programme 3
2 séances cardio au choix du programme 3

CALENDRIER DU MOIS 3

SEMAINES 9 ET 10
2 séances intégrales dynamiques du programme 4 / semaine
2 séances cardio par intervalles du programme 4 / semaine
2 séances cardio au choix du programme 4 / semaine

SEMAINES 11 ET 12
2 séances intégrales dynamiques du programme 5 / semaine
2 séances cardio par intervalles du programme 5 / semaine
2 séances cardio au choix du programme 5 / semaine

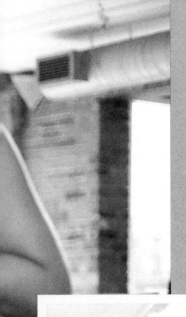

LE CALENDRIER DE VOTRE PROGRAMME D'ENTRAÎNEMENT

Le programme Transform® est construit pour vous faire développer différentes qualités physiques dans un ordre conçu pour obtenir les meilleurs résultats. Il importe de comprendre qu'il est impossible d'améliorer toutes les qualités physiques (endurance, force, capacité cardiovasculaire, etc.) en même temps. Il faut y aller par étapes, de manière logique et organisée : certaines qualités doivent être acquises avant d'autres afin d'assurer une progression constante. Voici donc l'objectif pour chacun des trois mois du programme.

MOIS 1
AUGMENTER VOTRE POTENTIEL

Les semaines 1 à 4 ont comme objectif de vous familiariser avec l'entraînement et de préparer votre organisme à accomplir des efforts plus soutenus.

MOIS 2
BÂTIR VOTRE FORCE

Le programme des semaines 5 à 8 vise à augmenter à la fois votre force et votre masse musculaires. Le travail de musculation l'emportera sur le travail cardiovasculaire sans pour autant que ce dernier soit négligé.

MOIS 3
OPTIMISER VOTRE PERTE DE POIDS

Durant cette dernière étape, les priorités seront inversées : le travail cardiovasculaire l'emportera sur la musculation. L'objectif sera d'améliorer votre capacité et votre endurance cardiovasculaires afin d'optimiser la dépense énergétique et de favoriser la perte de gras tout en maintenant la masse musculaire acquise aux étapes précédentes.

▶ Voir les programmes complets détaillés aux pages 186 à 199.

APERÇU DE VOTRE PROGRAMME D'ENTRAÎNEMENT

FRÉQUENCE

4 à 6 séances par semaine

DURÉE

30 min par séance

INTENSITÉ

modérée à intense

CONTENU

exercices musculaires et cardiovasculaires

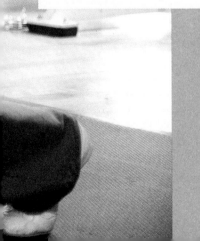

FOIRE AUX QUESTIONS

On me pose de nombreuses questions au sujet de l'entraînement dans mon blogue et sur les réseaux sociaux. Des entraîneurs personnels m'ont aussi fait part de certaines interrogations de leurs clients concernant la perte de poids. Je partage avec vous les réponses à ces questions afin de vous en faire bénéficier !

COMBIEN DE TEMPS FAUT-IL POUR COMMENCER À PERCEVOIR DES RÉSULTATS ?

Il s'agit là d'une des questions les plus fréquentes. Afin d'y répondre, je vais d'abord décrire les bénéfices que procurent la pratique régulière de l'activité physique et l'entraînement à court, à moyen et à long terme. Car, au fond, ces bénéfices sont des résultats concrets, n'est-ce pas ?

DÈS LES PREMIÈRES SÉANCES

Si vous débutez de manière modérée, à très court terme, c'est-à-dire immédiatement après le premier entraînement, une sensation de bien-être physique et psychologique s'empare de vous, et ce, malgré la fatigue. De plus, la fatigue causée par l'entraînement favorise un sommeil plus profond et plus réparateur, ce qui accroît votre énergie au réveil et vous permet d'entamer vos journées avec vigueur.

APRÈS LES PREMIÈRES SEMAINES

La première caractéristique physique qui s'améliore très rapidement est la force musculaire. Après seulement une semaine, les charges que vous êtes en mesure de soulever lors de vos séances de musculation augmentent de manière assez fulgurante ; il n'est pas rare de les voir doubler par rapport à la première séance. En ce qui concerne l'entraînement cardiovasculaire, il est possible de doubler, voire de tripler, la durée de vos séances en moins de quatre semaines tout en augmentant graduellement leur intensité. L'amélioration de ces qualités physiques au cours du premier

MARIE-ANDRÉE
ST-LOUIS, DÉFI 3

La semaine, je suis pourtant occupée, mais comme je planifie mes séances d'entraînement, la question ne se pose pas. Je me dirige vers le gym après le travail, et je me dis que mon emploi du temps est inébranlable sauf en cas d'urgence majeure. L'entraînement est devenu un engagement envers moi-même. Je m'accorde ces moments plutôt que de passer mes soirées de semaine à écouter la télé, par exemple. Il suffit de revoir ses priorités et de constater quels choix donnent les résultats souhaités.

mois aura des effets bénéfiques sur votre santé en général.

ET LA PERTE DE POIDS?

Dans votre cas, le mot « résultat » veut également dire «perte de poids ». On l'a vu, une perte de poids de 1 à 2 ou 3 livres par semaine est saine. Mais, comme vous ne devez pas vous limiter au chiffre qu'indique le pèse-personne pour évaluer votre perte de poids, vous prendrez en compte d'autres mesures – comme la circonférence de votre taille et votre pourcentage de gras corporel (voir p. 17-22). Une diminution de 1 à 2 tailles de pantalon au cours du premier mois est fréquente.

LA SANTÉ AVANT TOUT!

Rappelez-vous que le temps nécessaire à l'atteinte de vos objectifs dépend de leur ampleur, du temps que vous investirez, des changements d'habitudes de vie que vous ferez et des sacrifices auxquels vous consentirez. Appréciez aussi l'ensemble des bénéfices qu'un mode de vie physiquement actif vous procurera sur le plan de la santé: meilleure gestion du stress, amélioration de l'estime de soi, sentiment d'accomplissement, diminution ou même élimination des douleurs articulaires, amélioration de l'humeur générale, renforcement du système immunitaire, réduction des risques de dépression et j'en passe!

NATHALIE
GRENIER, 46 ANS, DÉFI 1, A PERDU 25,4 LB

Ce que j'ai trouvé le plus difficile est assurément de prendre davantage de temps pour moi, car j'ai dû faire des choix et négliger un peu des gens autour de moi. Je sais que ces personnes comprennent pourquoi je le fais, mais ce n'est pas évident de penser autant à soi-même! J'ai passé beaucoup d'heures à réfléchir et à remettre en question les raisons qui me poussaient à investir tous ces efforts uniquement pour moi, mais je vous jure que si c'était à refaire, je le referais sans hésitation!

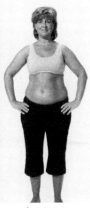

▲ AVANT
▼ APRÈS

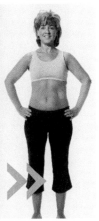

L'IMPORTANCE DE SORTIR DE SA ZONE DE CONFORT

Lorsqu'on fait régulièrement de l'exercice musculaire ou cardiovasculaire, l'effet combiné de la stimulation que génère la séance d'entraînement et de la récupération adéquate qui suit provoque ce que l'on appelle une surcompensation, c'est-à-dire une légère amélioration de sa condition physique par rapport à la séance précédente.

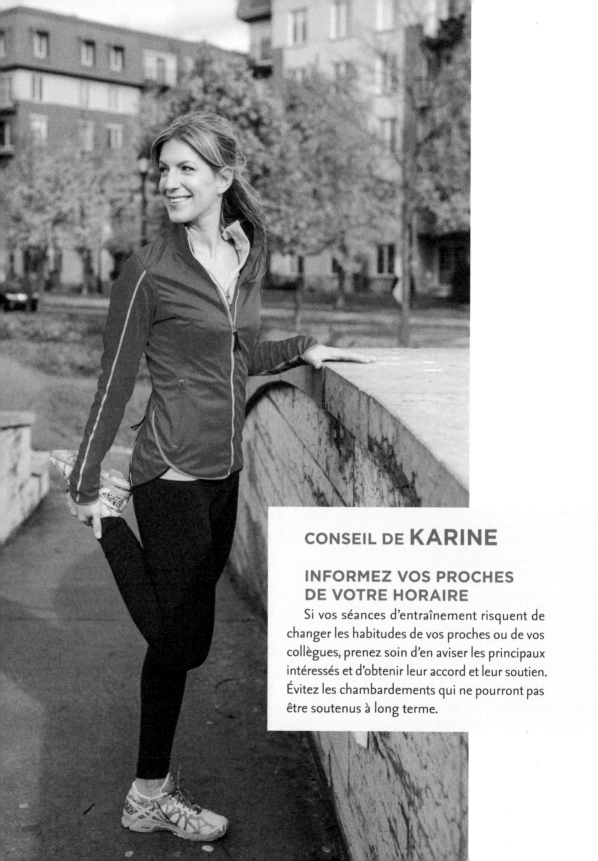

CONSEIL DE **KARINE**

INFORMEZ VOS PROCHES DE VOTRE HORAIRE

Si vos séances d'entraînement risquent de changer les habitudes de vos proches ou de vos collègues, prenez soin d'en aviser les principaux intéressés et d'obtenir leur accord et leur soutien. Évitez les chambardements qui ne pourront pas être soutenus à long terme.

En répétant inlassablement les mêmes exercices, vous finissez par vous entraîner uniquement dans votre zone de confort, ce qui a pour effet de ralentir votre progression, de devenir monotone et d'ébranler votre motivation! Le fait de changer régulièrement le contenu de votre programme non seulement produit des améliorations physiologiques, mais vous permet de relever de nouveaux défis, ce qui est très stimulant psychologiquement.

EST-IL NORMAL DE RESSENTIR DES COURBATURES ET DE LA FATIGUE?

La fatigue et les courbatures musculaires sont tout à fait normales lorsqu'on intègre l'exercice à un mode de vie qui était plutôt sédentaire. Il faut s'attendre à une période d'adaptation de 1 à 2 semaines. Si vos courbatures durent plus de 4 jours, réduisez légèrement l'intensité des exercices.

Vous devez vous assurer de bien récupérer entre vos entraînements. Par «bien récupérer», on entend se nourrir adéquatement, dormir suffisamment et bien gérer son stress. Une bonne récupération vous permettra de vous entraîner efficacement lors de la prochaine séance

TRUC DE **PRO**
RÉVISER LE CALENDRIER APRÈS 1 OU 2 SEMAINES
par Noémi Mercure, entraîneur personnel

Le calendrier établi au départ doit être soutenable non seulement pendant les 3 mois du programme, mais aussi par la suite. Aussi, j'invite mes clients à le réévaluer 2 semaines après le début du programme. Je leur conseille d'inclure dans leur réflexion le point de vue de leur conjoint ou conjointe, de leurs enfants et de leurs collègues. Mes clients qui établissent leur plan de match avec leurs proches réalisent souvent que ces derniers les aident à persévérer dans leur entraînement. C'est encore plus stimulant!

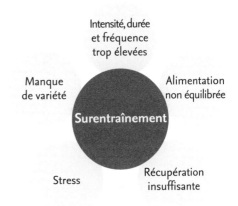

Intensité, durée et fréquence trop élevées

Manque de variété

Alimentation non équilibrée

Surentraînement

Stress

Récupération insuffisante

et d'obtenir des gains considérables ; une récupération insuffisante nuira à vos performances et pourra vous mener au surentraînement (voir schéma de la page précédente). Une fatigue qui persiste plusieurs semaines n'est pas normale. La qualité et la quantité de la nourriture que vous consommez quotidiennement doivent faire partie des éléments à vérifier pour résoudre ce problème.

COMBIEN DE TEMPS SE REPOSER ENTRE DEUX SÉANCES D'ENTRAÎNEMENT ?

Le temps de repos nécessaire entre les séances d'entraînement musculaire et cardiovasculaire varie. En général, pour un groupe musculaire travaillé de façon très intense, vous aurez besoin d'une période de récupération de 2 ou 3 jours avant d'entreprendre une autre séance d'entraînement sollicitant les mêmes muscles. Le temps de récupération entre deux séances d'entraînement cardiovasculaire, quant à lui, est de 12 à 24 heures seulement. Évidemment, si les séances d'entraînement cardiovasculaire ont été de très longue durée ou de très haute intensité, le temps de récupération nécessaire sera plus long. Il est toujours possible de faire une séance d'entraînement cardiovasculaire le lendemain d'un entraînement musculaire et vice-versa.

Pour les exercices d'entraînement musculaire avancés que vous ferez vers le milieu du programme, l'entraînement des différents groupes musculaires se fera sur 2 jours. Il vous sera donc possible de faire des séances de musculation 2 jours consécutifs puisque ce ne seront pas les mêmes groupes musculaires qui seront sollicités.

La répartition des différents types d'entraînement est donc importante pour éviter que la fatigue nuise à leur efficacité. Le programme Transform® a été conçu pour que vous vous entraîniez de façon optimale et que les contenus prescrits se complètent. Vous n'avez qu'à suivre le calendrier (voir p. 169) !

COMBIEN DE CALORIES BRÛLE-T-ON EN 30 MINUTES ?

Tout d'abord, il importe de comprendre que la dépense énergétique pour une même durée (par exemple, 30 minutes) n'est pas la même pour tous les exercices ni pour toutes les activités de la vie quotidienne. Plusieurs facteurs influent sur ces variations :

▸ l'intensité de l'effort lors de la pratique de l'activité (êtes-vous un peu ou très essoufflé ?) ;

▸ le poids corporel : plus on est lourd, plus il faut dépenser d'énergie (plus de calories brûlées) pour se mouvoir. Cela signifie qu'au fur et à mesure que vous perdrez du poids, les mêmes activités seront plus faciles à réaliser et entraîneront une moins grande dépense d'énergie (moins de calories brûlées). Aussi, pour générer la même dépense calorique qu'auparavant, vous devrez augmenter l'intensité;

▶ le nombre et la grosseur des muscles qui participent à l'effort : une activité qui mobilise les membres inférieurs (jambes) nécessite plus d'énergie (plus de calories brûlées) qu'une activité qui ne mobilise que les membres supérieurs (bras), car les muscles des jambes sont plus volumineux que ceux des bras ;

▶ l'environnement dans lequel on pratique l'activité : par exemple, rouler à vélo à 25 km/h contre le vent vous fera dépenser plus de calories que rouler à la même vitesse le vent dans le dos. Contrairement à ce qu'on pourrait penser, le sexe n'influe pas sur la dépense énergétique.

Il existe plusieurs méthodes d'estimation de la dépense énergétique liée aux activités physiques, mais la précision des divers équipements offerts sur le marché est très variable et il peut en résulter des écarts relativement importants par rapport à la réalité. Les cardiofréquencemètres (ces montres avec bracelets récepteurs de fréquences cardiaques), qui estiment la dépense calorique en fonction

CALORIES BRÛLÉES EN 30 MINUTES

ACTIVITÉS	Personne de 59 kg (130 lb)	Personne de 75 kg (165 lb)
Musculation d'intensité modérée	95	120
Vélo stationnaire à intensité modérée (150 watts)	220	275
Vélo à l'extérieur à intensité modérée (20 km/h)	250	315
Course à pied sur tapis roulant (10 km/h)	295	375
Course à pied à l'extérieur (10 km/h)	310	394
Appareil elliptique à intensité modérée	155	200
Simulateur d'escaliers (Stair Master) à intensité modérée	280	355
Patin à roues alignées à intensité modérée	305	385
Ronde de golf marchée avec chariot (18 trous)	660	835
Marche rapide (6,4 km/h)	135	170

Estimations caloriques tirées du Compendium des activités physiques.

UN DÉFI PAR SEMAINE !
par Charles Nadeau,
entraîneur personnel

Même si elles n'étaient pas nombreuses, les expériences de Guillaume (participant au Défi 2) dans les centres d'entraînement n'avaient pas été très bonnes. Mon objectif était donc de le mettre en confiance et d'y aller un jour à la fois. Je lui donnais des défis à faire chaque semaine, comme monter les marches du mont Royal à son rythme durant la fin de semaine, faire une randonnée de vélo, participer à un cours de Power yoga ou simplement pratiquer une activité physique de son choix (à l'extérieur du gym) pendant la semaine. Peu à peu, ces petites victoires qui se cumulaient en dehors de son programme régulier lui redonnaient de la confiance. Ces diverses activités lui ont aussi fait découvrir que l'exercice pouvait être agréable. Il réalisait qu'il était capable d'en faire davantage, ce qui nous permettait d'augmenter peu à peu l'intensité. Je lui demandais ensuite de monter les marches plus vite, de calculer son temps à vélo, etc. Mais je persistais à ne pas regarder trop loin en avant. Chaque petite réussite nous rapprochait de notre objectif ultime.

de la fréquence cardiaque à l'effort, comportent une certaine marge d'erreur. Toutefois, malgré la précision relative de ces équipements, ils demeurent fidèles, c'est-à-dire qu'ils calculent toujours de la même manière ; donc, si pour une même durée d'effort l'appareil indique que vous avez dépensé 50 calories de plus que la fois précédente, c'est que vous avez travaillé plus fort.

Afin de vous guider dans l'évaluation de la dépense énergétique occasionnée par vos activités, vous trouverez à la page précédente une liste d'activités populaires avec la dépense qu'elles entraînent en calories pour une personne de 59 kg (130 lb) et pour une personne de 75 kg (165 lb).

QUEL EST LE MEILLEUR EXERCICE POUR PERDRE DU POIDS ?
Aucun exercice particulier ne favorise la perte de poids davantage que les autres. Ce qui influe sur la perte de poids, c'est plutôt la quantité totale de calories que vous réussirez à dépenser durant votre journée. De manière générale, plus vous bougerez, plus vous modifierez votre balance énergétique, et plus vous générerez une perte de poids importante. Chose certaine, favoriser les entraînements de plus haute intensité permet de brûler une plus grande quantité de calories dans un même laps de temps, en plus d'améliorer votre capacité aérobie.

Or, plus votre capacité aérobie sera bonne, plus vous aurez de la facilité à augmenter l'intensité de vos entraînements.

EST-IL POSSIBLE DE FAIRE DISPARAÎTRE LE GRAS À UN ENDROIT PRÉCIS ?

Contrairement à ce que vous pourriez croire, ce n'est pas en faisant des milliers de redressements assis que vous verrez soudainement saillir vos abdominaux ! Il vous faut d'abord réduire votre pourcentage de gras corporel. Cette consigne s'applique à toutes les parties de votre corps : vos jambes, vos cuisses, vos fesses, vos pectoraux, vos bras, etc. Vous ne pouvez pas non plus réduire votre gras corporel uniquement dans telle ou telle partie du corps. Il est absolument nécessaire de combiner exercice cardiovasculaire, musculation et modification de l'alimentation pour réduire son pourcentage de gras corporel global avant d'envisager des changements localisés. Dans un premier temps, l'exercice cardiovasculaire brûle des calories provenant, entre autres, de votre masse adipeuse. Dans un deuxième temps, les exercices musculaires tonifient les muscles sollicités, ce qui les rend plus apparents lorsque l'ensemble de votre gras corporel a suffisamment diminué. Pour qu'on voie vos muscles abdominaux, vous devez atteindre un pourcentage de gras corporel très faible.

POURQUOI MONSIEUR PERD-IL DU POIDS PLUS RAPIDEMENT QUE MADAME ?

Pour une même période de temps et des efforts équivalents (alimentation et exercice), les hommes ont tendance à perdre plus de poids que les femmes. Dans les diverses éditions du Défi Je me prends en main, les hommes ont perdu en moyenne 10 livres de plus que les femmes. En 3 mois, cela représente près de 1 livre de plus par

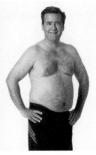

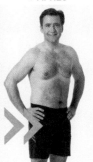

▲ AVANT
▼ APRÈS

SIMON GONTHIER, 53 ANS, DÉFI 2, A PERDU 35,9 LB
S'il y a un conseil primordial que je donnerais, c'est de déterminer les jours de la semaine et le moment de la journée consacrés à l'entraînement. Autrement, il est facile de sauter une séance, puis deux, et ça fait une semaine, puis un mois qu'on ne s'est pas entraîné. Il y aura toujours du travail en retard, de la famille ou des amis à visiter, etc. Si on ne fait pas de l'entraînement une priorité, le programme est voué à l'échec.

semaine. Différents facteurs influent sur le rythme de perte de poids selon le sexe.

1 **LA MASSE MUSCULAIRE** Les hommes ont plus de masse musculaire que les femmes, ce qui influe principalement sur deux facteurs :

- ▶ **le métabolisme au repos :** comme les muscles sont plus actifs du point de vue métabolique, à taille égale, les hommes, brûlent plus de calories au repos que les femmes. De façon générale, leur métabolisme au repos est environ 10 % plus élevé que celui des femmes ;

- ▶ **l'hypertrophie musculaire :** les hommes sécrètent une hormone, la testostérone, qui leur procure la capacité de développer plus facilement de la masse musculaire ; lorsqu'ils se mettent à l'entraînement, les résultats sont plus rapidement visibles.

2 **LA MASSE ADIPEUSE** Le développement biologique des femmes les prépare notamment pour la grossesse et l'allaitement. Pour remplir ces fonctions, elles possèdent proportionnellement environ 10 % plus de gras que les hommes, et ce, même si elles ont un poids santé.

3 **LA NUTRITION** Les femmes sont d'emblée plus intéressées que les hommes à s'alimenter sainement. Par contre, elles sont généralement plus enclines à se permettre des écarts alimentaires, comme manger un petit morceau de gâteau au chocolat après avoir mangé une salade... Les hommes, eux, ont tendance à être plus directs dans leur façon de fonctionner et à ne pas se poser trop de questions : « Dites-moi quoi manger et je vais le faire. »

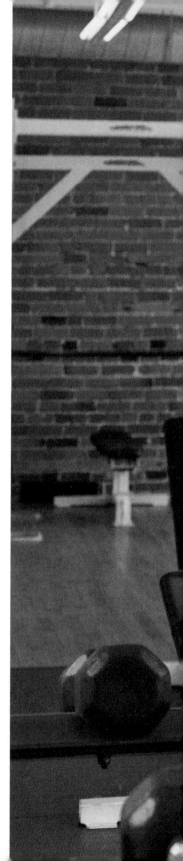

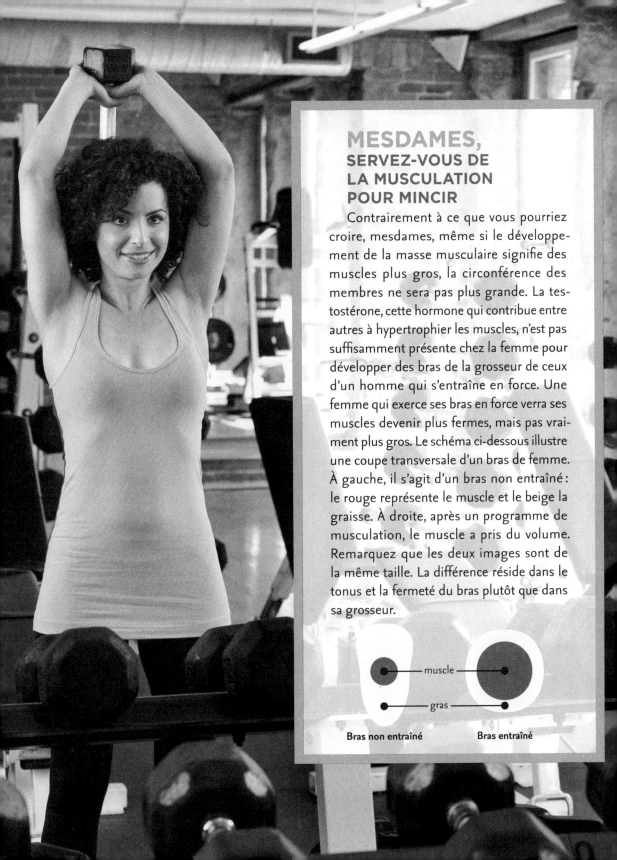

MESDAMES,
SERVEZ-VOUS DE LA MUSCULATION POUR MINCIR

Contrairement à ce que vous pourriez croire, mesdames, même si le développement de la masse musculaire signifie des muscles plus gros, la circonférence des membres ne sera pas plus grande. La testostérone, cette hormone qui contribue entre autres à hypertrophier les muscles, n'est pas suffisamment présente chez la femme pour développer des bras de la grosseur de ceux d'un homme qui s'entraîne en force. Une femme qui exerce ses bras en force verra ses muscles devenir plus fermes, mais pas vraiment plus gros. Le schéma ci-dessous illustre une coupe transversale d'un bras de femme. À gauche, il s'agit d'un bras non entraîné : le rouge représente le muscle et le beige la graisse. À droite, après un programme de musculation, le muscle a pris du volume. Remarquez que les deux images sont de la même taille. La différence réside dans le tonus et la fermeté du bras plutôt que dans sa grosseur.

muscle

gras

Bras non entraîné **Bras entraîné**

4 LES BESOINS EN CALORIES Ils sont plus grands pour l'homme, de sorte que sa marge de manœuvre, même en processus de perte de poids, est plus grande. Même s'il coupe dans les calories, il lui en reste suffisamment pour ne pas se sentir frustré. La femme mange déjà moins, alors elle ne peut pas trop couper les calories et doit plutôt augmenter sa dépense énergétique, sans quoi la faim et les frustrations se font sentir!

5 LE NIVEAU D'ACTIVITÉ PHYSIQUE De façon générale, les femmes ne sont pas aussi actives que les hommes, qui, en moyenne, dépensent environ 37 % plus de calories par jour dans leurs activités quotidiennes.

Il faut donc éviter de faire des comparaisons entre personnes de sexes différents quand vient le temps de perdre du poids. Chose certaine, les efforts investis vont toujours finir par porter leurs fruits. Il suffit d'avoir de la patience et d'y consacrer le temps requis!

CONSEILS D'EXPERTS POUR MAXIMISER VOTRE RÉUSSITE!

Voici quelques conseils et informations que les entraîneurs ont donnés aux personnes qui ont participé au Défi Je me prends en main pour les aider à optimiser leur perte de poids et à mieux comprendre les facteurs qui jouent un rôle dans l'atteinte de leurs objectifs. Quand on saisit le bien-fondé d'une action, on a davantage tendance à s'y engager!

BOUGEZ SOUVENT POUR BRÛLER ENCORE PLUS DE CALORIES

Il n'y a pas seulement l'entraînement structuré du programme qui compte! Dans un processus de perte de poids et d'adoption d'un mode de vie plus actif, il faut saisir toutes les occasions pour bouger davantage dans la vie quotidienne. Si votre emploi du temps est plutôt sédentaire, un rien se traduira par des résultats. Que ce soit au bureau, à la maison, le jour, le soir, en semaine ou pendant la fin de semaine, marchez davantage, levez-vous plus souvent, montez les escaliers, marchez pendant la pratique sportive de votre enfant ou durant son cours de musique, etc. Ces petits extras produiront de grands résultats. Chaque calorie supplémentaire brûlée vous rapproche de votre poids santé: ne sous-estimez pas la contribution des efforts physiques que vous ajouterez à vos séances d'entraînement structurées.

NE FAITES PAS QUE DU CARDIO POUR PERDRE DU POIDS

Préférez-vous une silhouette svelte et tonique ou un corps maigre et mou? Dans un processus de perte de poids,

TRUC DE **PRO**
LA SUDATION ET LA PERTE DE POIDS
par Vanessa Martin, Dt.P., nutritioniste

Plusieurs personnes croient qu'en portant des vêtements chauds afin de transpirer davantage, elles brûleront plus de calories plus vite… Voyons ce qu'il en est vraiment.

Le corps est une énorme réserve d'eau qui accomplit différentes fonctions, dont le maintien de la température de l'organisme. Même dans un sauna où la température ambiante grimperait à 90 °C, votre température corporelle resterait à 37 °C grâce à la transpiration. Lorsque vous avez chaud, votre corps transfère sa chaleur à l'eau qui se trouve dans vos cellules; cette eau est ensuite expulsée à la surface de votre peau sous forme de sueur.

La transpiration n'est pas synonyme de perte de poids

Lorsqu'on transpire, on perd du poids, mais pas du gras! Pour perdre du gras, il faut brûler des calories. Et pour brûler des calories, il faut bouger. Lorsque vous êtes en action, les cellules de votre corps agissent comme des fournaises et produisent de la chaleur. En bougeant, vous demandez à votre corps de les alimenter en carburant, sous forme de glucides et de gras. C'est ce qui fait que vous dépensez des calories et que vous perdez du poids. La transpiration n'est qu'un moyen d'évacuer la chaleur dégagée par les fournaises.

Si votre poids diminue après une séance de sauna, c'est que votre corps est déshydraté. Cette perte en eau est temporaire: dès que vous boirez, vous retrouverez un niveau d'hydratation adéquat et vous reprendrez tout votre poids.

De la même manière, pendant et après une séance d'entraînement intense, les réserves d'eau éliminées doivent être comblées. Une personne qui sue beaucoup devra s'assurer de boire suffisamment.

La déshydratation nuit à la perte de gras!

La sudation est un mécanisme de régulation de la température corporelle et n'est pas nécessairement liée à un effort physique. Ne vous fiez pas à la transpiration pour juger de la quantité de calories brûlées, ni de la quantité de gras perdu. Il faut savoir que la déshydratation diminue la capacité du corps à brûler des calories. Ne portez donc pas de vêtements trop chauds pendant vos séances en pensant brûler plus de calories… Assurez-vous plutôt de vous hydrater convenablement. Un corps bien hydraté vous permettra de fournir un effort soutenu, ce qui produira une plus grande dépense énergétique. La perte de poids qui en résultera sera réelle et durable!

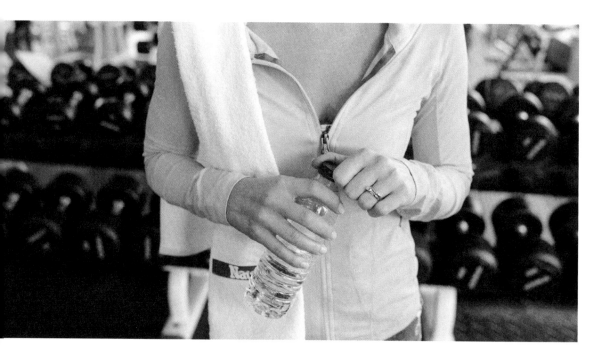

il importe de brûler le gras, mais également d'augmenter suffisamment sa masse musculaire.

L'exercice cardiovasculaire fait partie intégrante d'un processus de perte de poids parce qu'il vous permet de brûler beaucoup de calories en peu de temps, en plus de vous aider à garder votre système cardiovasculaire en bonne santé. Mais on ne veut pas seulement perdre du poids… on veut aussi bâtir de la masse musculaire pour avoir un corps tonique (voir l'encadré p. 81). Alors, mesdames, n'ayez pas peur de vous transformer en incroyable Hulk !

LES AVANTAGES DE LA MUSCULATION

1 L'un des avantages des exercices de musculation est qu'ils amélioreront votre force et votre endurance musculaires. Ainsi, vous attaquerez vos séances cardiovasculaires avec plus de vigueur et vous aurez plus d'énergie pour accomplir le reste de vos activités physiques quotidiennes, ce qui signifie qu'en fin de compte vous brûlerez plus de calories. L'envie de faire davantage d'exercice vous viendra aussi plus naturellement.

2 Lorsqu'on perd du poids sans faire d'exercice, on ne perd pas seulement de la graisse, mais également de l'eau et du muscle. Or, quand on perd de la masse

muscularie, notre métabolisme au repos ralentit. On dépense moins de calories au repos et continuer à perdre du gras devient plus difficile. Notons toutefois qu'une diminution du métabolisme est normale lorsqu'on perd du poids. L'intégration d'exercices musculaires dans le programme d'entraînement permet justement d'atténuer ou d'éviter la perte de masse musculaire et de maintenir le métabolisme à un bon niveau. Ce qui veut dire qu'intégrer des exercices musculaires à votre programme d'entraînement augmente vos chances de perdre du poids et de maintenir votre poids santé à long terme.

3 Les muscles consomment de l'énergie même au repos. Avec un corps plus musclé, vous brûlerez davantage de calories même quand vous êtes en position assise, que vous relaxez à la maison et que vous dormez.

4 Les exercices de musculation améliorent également la posture et la silhouette, protègent les articulations, augmentent la densité des os et diminuent la pression artérielle et les mauvais gras sanguins. Ils aident aussi à maintenir le cœur en santé plus longtemps, en plus de diminuer les risques de maladies cardiovasculaires comme l'athérosclérose et de crise cardiaque.

Bref, en faisant des exercices de musculation, vous serez en meilleure forme, vous bougerez plus, vous dépenserez plus d'énergie et vous perdrez plus facilement les kilos en trop.

LE MUSCLE EST-IL VRAIMENT PLUS LOURD QUE LE GRAS ?

On entend parfois dire que le muscle pèse plus que le gras. Pourtant, 1 livre, c'est 1 livre, non ? Oui, mais il faut savoir que le volume occupé par 1 livre de gras est différent du volume occupé par 1 livre de muscle : le muscle occupe deux fois moins d'espace que le gras ! Le fait de « porter » 5 livres de gras de plus sur votre corps vous fera paraître beaucoup plus gros que si vous y ajoutiez plutôt 5 livres de muscles. D'ailleurs, pour un même poids, les circonférences de la taille et des hanches, par exemple, seront moindres chez une personne musclée que chez une personne plus grasse. Ces deux personnes auront beau être de la même taille et peser le même poids, celle qui est plus musclée paraîtra plus mince et élancée que celle qui est plus grasse.

J'ESPÈRE que vous avez trouvé dans cette section des réponses à vos questions sur l'exercice physique et sur la mise en œuvre du programme Transform® dans votre quotidien. Maintenant, laissez-moi clarifier l'autre volet qui jouera un rôle clé dans l'atteinte de vos objectifs : l'alimentation.

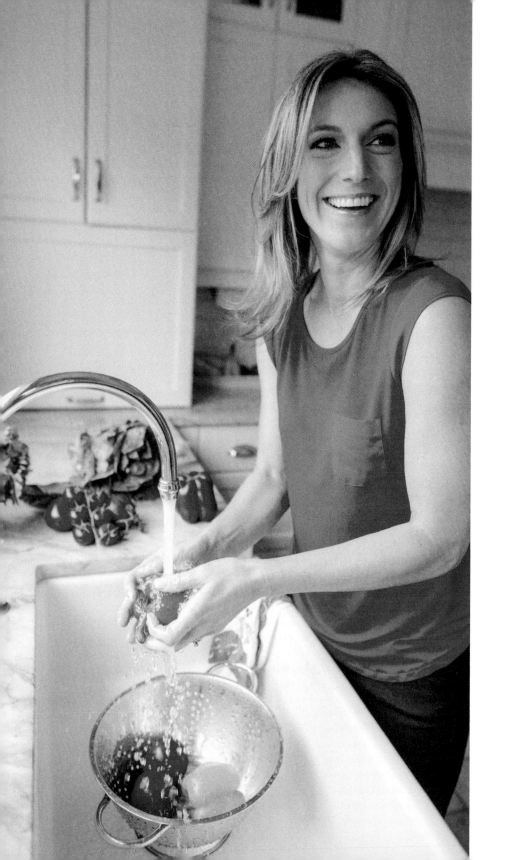

·3·

LA NUTRITION :
S'ENTRAÎNER À BIEN MANGER

Quand on veut perdre du poids, faire de l'exercice n'est qu'une partie de l'équation ; pour y parvenir, il faut absolument porter une attention particulière à son alimentation. Un corps actif a besoin d'être bien nourri pour s'entraîner efficacement et vaquer à ses tâches quotidiennes sans se fatiguer.

Je vais vous décrire dans les prochaines pages le fonctionnement du volet alimentaire du programme Transform®, qui repose essentiellement sur le programme de nutrition Zéro Diète. Pour combler vos besoins nutritionnels, vous allez apprendre à utiliser le compte-portions – LA méthode éprouvée qui a permis aux personnes qui ont relevé le Défi *Je me prends en main* d'obtenir leurs superbes résultats.

PAS D'INTERDITS, PAS DE FRUSTRATIONS !

Bien que manger soit primordial pour notre survie, cela devrait nous procurer du plaisir. Il ne faut donc pas compliquer cet acte, même si vous souhaitez perdre du poids. C'est pourquoi le programme de nutrition Zéro Diète exclut les mots « privation » et « faim ». Ce n'est ni une diète ni un régime ! Vous allez réapprendre à manger en respectant votre faim, en choisissant des aliments sains, délicieux, qui nourriront votre corps afin que vous puissiez traverser vos journées et vos entraînements avec énergie. Comme il n'y aura pas de privation, il n'y aura pas de frustration. Vous serez encouragé à limiter la consommation de certains aliments qui ont une faible valeur nutritive, mais il n'y aura pas, à proprement parler, d'aliments interdits.

Je vous ferai découvrir des aliments qui vous aideront à maximiser votre énergie et à mieux récupérer après vos entraînements. Je vous indiquerai les quantités à respecter pour satisfaire vos besoins et votre appétit. Vous constaterez peut-être même une augmentation de la quantité de nourriture à consommer par rapport à ce que vous mangez actuellement ou à ce que vous estimiez devoir manger pour perdre du poids. Chose certaine, si vous respectez le plan proposé, je vous garantis qu'il générera les résultats escomptés.

MANGER MIEUX POUR PERDRE DU POIDS

La qualité de la nourriture consommée est aussi importante que la qualité d'exécution des exercices. En effet, ce n'est pas uniquement la quantité totale de calories consommées qui importe, c'est aussi leur qualité. Un corps mal nourri souffre de carences alimentaires, ce qui nuit à ses performances physiques et, inévitablement, à la santé.

Vous devez donc fournir à votre corps des aliments sains et variés qui recèlent des glucides, des lipides, des protéines, des vitamines, des minéraux et de l'eau en quantité suffisante. Puisque vous augmenterez votre niveau d'activité physique, vous devrez manger suffisamment, même si vous désirez perdre du poids. N'oubliez pas que cela vous permettra d'optimiser vos séances d'entraînement et de brûler plus de calories !

> ## GENEVIÈVE
> ### DEXTRAZE, DÉFI 1
> Avec le Défi, j'ai compris plusieurs choses sur la nutrition et sur l'exercice. Entre autres, qu'il faut manger pour perdre du poids, et non pas se priver ! Dans mon cas, il ne fallait pas manger moins, mais manger mieux.

TROUVEZ VOTRE PROFIL ET DÉCOUVREZ CE QUE VOUS MANGEREZ

DÉTERMINEZ LA QUANTITÉ DE CALORIES QUE VOUS DEVREZ CONSOMMER

Pour savoir combien de calories vous devez consommer dans une journée, vous avez intérêt à connaître la quantité totale de calories que vous brûlez quotidiennement.

Cette dépense énergétique totale (DET) varie en fonction de votre métabolisme au repos et de votre niveau d'activité physique (NAP). Évidemment, c'est sur cette dernière variable que nous pouvons et allons jouer pour augmenter la quantité de calories brûlées dans votre journée.

Le programme Transform® a été conçu pour jumeler la pratique régulière d'exercice à un plan alimentaire réduit, mais suffisant en calories pour subvenir à vos besoins. Cette façon de procéder évite que vous ayez faim, limite le déclin de la masse maigre (muscles) et favorise une perte de poids durable. Avec ces deux outils (alimentation et exercice), vous pourrez mieux maîtriser votre poids par la suite.

Déterminez votre DET en estimant d'abord votre métabolisme au repos (étape 1), puis en déterminant votre niveau

MÉTABOLISME RAPIDE OU LENT?

Un métabolisme au repos rapide ou élevé, signifie que la quantité de calories brûlées et la vitesse à laquelle l'organisme les brûle pour maintenir ses fonctions vitales sont élevées. Or, la vitesse et la quantité de calories brûlées par le métabolisme au repos varient grandement d'une personne à l'autre. Les facteurs qui influent sur le métabolisme au repos sont:

▸ le sexe (le métabolisme au repos des femmes tend à être environ 10 % plus lent que celui des hommes);

▸ l'âge (le métabolisme au repos tend à ralentir avec l'âge);

▸ la masse musculaire (une personne plus musclée a un métabolisme au repos plus rapide);

▸ les régimes amaigrissants à répétition (ils ralentiraient le métabolisme au repos);

▸ le poids (une personne plus lourde a généralement un métabolisme au repos plus élevé).

Comme votre métabolisme au repos varie entre autres en fonction de votre poids, à la fin du programme, il aura probablement diminué proportionnellement à la quantité de poids perdu. Il sera donc crucial de le recalculer pour ajuster votre apport en calories (voir p. 152).

d'activité physique (NAP) actuel (étape 2). Une fois votre DET calculée (étape 3), vous pourrez déterminer votre profil calorique pour la durée du programme (étape 4).

1. CALCULEZ VOTRE MÉTABOLISME AU REPOS

Le métabolisme au repos (aussi appelé métabolisme de base) correspond à l'énergie (en calories) dépensée par l'organisme pour subvenir à ses besoins lorsque le corps est au repos, immobile (sans activité physique) et à jeun (sans la thermogénèse alimentaire). C'est l'énergie requise pour respirer, faire battre le cœur, réguler la température du corps, réparer les tissus, dormir, faire fonctionner les organes, etc. Cette énergie nécessaire au maintien des fonctions vitales du corps représente jusqu'à 70 % des calories totales qu'une personne sédentaire dépense en une journée.

Voici une formule fiable pour estimer la quantité de calories utilisées par votre métabolisme au repos (Mifflin et coll., 1990). Celle-ci prend en considération votre poids, votre grandeur et votre âge. On l'a vu, certains appareils spécialisés, dont l'appareil d'évaluation de la composition corporelle par bio-impédance, peuvent calculer votre métabolisme au repos. Si vous y avez accès, utilisez cette mesure, plus précise.

Homme

$(9,99 \times \text{poids en kg*}) + (6,25 \times \text{taille en cm}) - (4,92 \times \text{âge}) + 5$

Femme

$(9,99 \times \text{poids en kg*}) + (6,25 \times \text{taille en cm}) - (4,92 \times \text{âge}) - 161$

*Attention : si votre IMC se situe au-dessus de 30, plutôt que d'utiliser votre poids actuel dans cette formule, utilisez votre « poids ajusté ». Pour le déterminer, appliquez la formule suivante.

Poids ajusté en kg = poids idéal + 0,4 × (poids réel – poids idéal)

Vous avez déjà calculé votre poids idéal à la page 36.

Métabolisme au repos : _____

2. DÉTERMINEZ VOTRE NIVEAU D'ACTIVITÉ PHYSIQUE (NAP)

	NAP
Personne sédentaire (peu ou pas d'exercice et un travail passif)	1,2
Personne légèrement active (exercice léger ou sport 1 à 3 jours par semaine)	1,375
Personne modérément active (exercice modéré ou sport 3 à 5 jours par semaine)	1,55
Personne très active (exercice rigoureux ou sport 6 à 7 jours par semaine)	1,725
Personne extrêmement active (exercice rigoureux ou sport journalier et un travail actif)	1,9

3. CALCULEZ VOTRE DET

Métabolisme au repos × NAP = DET (quantité totale de calories que vous dépensez chaque jour)

DET : _____

4. DÉTERMINEZ VOTRE PROFIL CALORIQUE

Une livre de gras équivaut à 3 500 calories. Pour perdre 1 livre de gras par semaine, vous devrez chaque jour brûler au moins 250 calories lors de vos séances d'entraînement et retrancher au moins 250 calories dans votre alimentation, pour un total de 500 calories perdues quotidiennement.

Attention toutefois de ne jamais manger un nombre de calories inférieur au seuil nécessaire pour soutenir votre métabolisme au repos. Le non-respect de ce principe aura des conséquences désastreuses sur votre organisme. Votre corps s'habituera à fonctionner avec moins de calories et votre métabolisme au repos ralentira... ce qui entraînera un gain de poids lorsque vous vous remettrez à manger davantage.

DET − 250* = _____ calories
*Vous pouvez retrancher jusqu'à 500 calories, selon votre métabolisme au repos.

LA MÉTHODE DU COMPTE-PORTIONS

Plutôt que de calculer vos calories, la méthode du compte-portions vous propose de consommer quotidiennement toutes les portions conseillées dans chacune des sept catégories d'aliments suivantes : les légumes, les fruits, les féculents, le lait et ses substituts, les viandes et leurs substituts, les gras ajoutés et les sucres ajoutés. Chacune de ces catégories regroupe une variété d'aliments ayant des caractéristiques et des valeurs nutritionnelles similaires. Vous trouverez la description de ces aliments à la page suivante.

À la page 93, sélectionnez le profil calorique qui s'approche le plus de votre résultat à l'étape 4. Cela fait, familiarisez-vous dans les pages suivantes avec la quantité de portions de chaque catégorie d'aliments que vous mangerez chaque jour.

Voici un exemple pour mieux comprendre la procédure à suivre. Si votre dépense énergétique totale (DET) est de 1 800 calories et que, compte tenu de votre objectif de perte de poids, vous avez retranché 350 calories, vos besoins journaliers sont dorénavant de 1 450 calories. Dans le tableau de la page 93, vous remarquerez que le profil calorique le plus près de vos besoins est celui à 1 400 calories. Vous devez donc manger tous les jours :

▶ au moins 4 portions de légumes ;
▶ 2 portions de fruits ;
▶ 4 portions de féculents ;
▶ 3 portions de lait et substituts ;
▶ 2 portions de viandes et substituts ;
▶ 1 portion de gras ajouté.

LES CATÉGORIES D'ALIMENTS

LÉGUMES

La plupart des légumes frais, congelés ou en conserve ainsi que leurs jus

FRUITS

La plupart des fruits frais ou congelés, mais aussi les fruits séchés, en conserve et leurs jus

FÉCULENTS

Les céréales, les barres de céréales, les craquelins, les pains, les pâtes, la semoule de blé, le quinoa, le riz et certains légumes plus sucrés (comme la patate douce, la pomme de terre, le maïs et les pois verts)

LAIT ET SUBSTITUTS

Le lait, les boissons de soya, les yogourts et le tofu dessert

VIANDES ET SUBSTITUTS

Les viandes et volailles, les poissons, les fruits de mer, les charcuteries, les œufs, les fromages allégés, les légumineuses, le tofu, les graines et les noix

GRAS AJOUTÉS (autres que ceux présents dans le lait et ses substituts ou les viandes et leurs substituts)

Les huiles, le beurre et certains fromages gras

SUCRES AJOUTÉS

Les sauces sucrées et les confiseries, les boissons gazeuses, les desserts, les bonbons, le chocolat

Concrètement, cela signifie que vous devrez trouver vos 4 portions de féculents dans les aliments de cette catégorie : pâtes, pain, craquelins, etc. Cette même logique s'applique à toutes les autres catégories. En respectant votre profil de consommation alimentaire, vous aurez la certitude de fournir à votre corps l'ensemble des nutriments nécessaires en quantité adéquate.

SATISFAIRE VOTRE APPÉTIT AVEC UNE PORTION

La grosseur des portions nécessaires pour satisfaire vos besoins et votre appétit est peut-être plus petite que celle des portions que vous consommez actuellement. Grâce au programme de nutrition Zéro Diète, vous apprendrez à vous servir des portions qui vous conviennent. Vous constaterez que vous serez rassasié. Prendre le temps de vous asseoir pour manger et de déguster chaque bouchée est un des trucs qui vous aideront à mieux déceler vos signaux de satiété. Vous trouverez plus loin des conseils détaillés pour mieux capter vos signaux de faim et de satiété (p. 106).

Je vous invite d'abord à bien assimiler le concept de portions et à apprendre à quoi correspond une portion pour les fruits, les féculents, les viandes, etc. Le tableau d'équivalences de portions présente pour chacune des catégories des exemples d'aliments et leurs équivalences quantitatives.

LES PROFILS CALORIQUES

	Légumes	Fruits	Féculents	Lait et substituts	Viandes et substituts	Gras ajoutés	Sucres ajoutés	Repas (400 cal)	Collations (200 cal)
1400	≥ 4	2	4	3	2	1	0	= 3	+ 1
1600	≥ 5	2	5	3	3	1	0	= 3	+ 2
1800	≥ 5	3	5	3	3	1	0 ou 1	= 3	+ 3
2000	≥ 6	3	6	3	3	2	0 ou 1	= 3	+ 2 (de 400 cal)
2200	≥ 6	3	7	3	4	2	0 ou 1	= 3	+ 3 (dont 2 de 400 cal)
2400	≥ 6	4	8	3	4	2	0 ou 1	= 3	+ 3 (de 400 cal)

ÉQUIVALENCES DE PORTIONS

GROUPES D'ALIMENTS	ALIMENTS	ÉQUIVALENCES DE PORTIONS
LÉGUMES (environ 5 g de glucides, 2 g de protéines et 25 cal par portion)		
La plupart des légumes	Frais, surgelés ou en conserve, non sucrés	125 ml ou ½ t (cuits) ou 250 ml ou 1 t (crus)
Jus de légumes	Sans sel ajouté	125 ml ou ½ t
FRUITS (environ 20 g de glucides et 80 cal par portion)		
La plupart des fruits	Frais, surgelés ou en conserve, non sucrés : orange, pêche, poire, pomme, etc.	L'équivalent d'une grosse pomme ou 175 ml ou ¾ t
La plupart des fruits	Séchés, sans sucre ajouté	¼ t
Jus de fruits	Pur à 100 %	175 ml ou ¾ t

GROUPES D'ALIMENTS	ALIMENTS	ÉQUIVALENCES DE PORTIONS

FÉCULENTS (environ 20 g de glucides, 3 g de protéines et 120 cal par portion)

Barres de céréales	Kashi ou Kashi croquantes	1 barre ou 1 sachet
Céréales à déjeuner froides	Fibre 1	125 ml ou ½ t (env. 30 g)
	Bran Flakes (Kellogg's)	250 ml ou 1 t (env. 30 g)
Céréales à déjeuner chaudes	Gruau nature	80 ml ou ⅓ t avant cuisson (env. 30 g) ou 1 sachet
Craquelins ou biscottes	Biscottes (Ryvita ou Wasa)	3
Pain (de grains entiers idéalement)	Sans sucre ni gras ajoutés	2 tranches (env. 60 g)
	Tranché régulier	1 tranche (env. 40 g)
	Pita	1 moyen (5 po ou 13 cm)
Produits céréaliers	Pâtes	125 ml ou ½ t
	Riz	125 ml ou ½ t
Légumineuses	Lentilles, pois chiches, haricots rouges et autres, etc.	125 ml ou ½ t, cuites (si l'apport est supérieur à ½ t, référez-vous à la catégorie des viandes et substituts)
Légumes plus sucrés	Pomme de terre, patate douce	1 petite (5 × 5 cm ou 2 × 2 po), l'équivalent d'une clémentine ou la moitié d'une patate douce moyenne

LAIT ET SUBSTITUTS (environ 15 g de glucides, 8 g de protéines et 120 cal par portion)

Lait	2 %, 1 % ou 0 % M.G.	250 ml ou 1 t
	Au chocolat, 1 % M.G.	200 ml ou 1 berlingot
Boisson de soya	Originale non sucrée	250 ml ou 1 t
Yogourt	Nature, 2 % M.G. ou moins	175 ml ou ¾ t
	À la vanille ou aux fruits, 2 % M.G.	125 ml ou ½ t
Tofu	Dessert	100 g ou 3 oz

GROUPES D'ALIMENTS	ALIMENTS	ÉQUIVALENCES DE PORTIONS
VIANDES ET SUBSTITUTS (environ 20 g de protéines et 150 cal par portion)		
Viande et volaille	Maigre ou extra-maigre	90 g ou 3 oz ou l'équivalent d'un jeu de cartes, cuite
Poisson	Morue, sole, tilapia, etc.	120 g ou 4 oz, cuit
Fromage allégé	20 % M.G. ou moins (cheddar, suisse ou autre)	60 g ou 2 oz ou l'équivalent de 4 doigts
Œufs	Entiers, frais	2 moyens
Yogourt grec	Nature, 0 % M.G.	175 ml ou ¾ t
Légumineuses	Lentilles, pois chiches, haricots rouges et autres, etc.	250 ml ou 1 t, cuites (lorsque l'apport équivaut à 1 t, il représente 2 portions, dont 1 de féculents et 1 de viandes et substituts)
Tofu	Ferme ou extra-ferme	100 g ou 3 oz
GRAS AJOUTÉS (environ 10 g de lipides et 90 cal par portion)		
Gras et huiles	Beurre ou margarine non hydrogénée, huile végétale (canola, olive, tournesol ou autre)	10 ml ou 2 c. à thé
Beurre de noix	Beurre d'arachide ou de noix	15 ml ou 1 c. à soupe
Fromage régulier	Plus de 20 % M.G. (parmesan, brie, camembert ou autre)	30 g ou 1 oz
SUCRES AJOUTÉS (environ 15 g de glucides et 60 cal par portion)		
Sauces sucrées et confiseries	Sirop d'érable, miel	15 ml ou 1 c. à soupe
Desserts	Crème glacée, yogourt glacé, sorbet ou pouding	60 ml ou ¼ t

Note : les équivalences de portions sont précises à 5 g de glucides près, à 5 g de protéines près, à 5 g de lipides près et à 20 calories près.

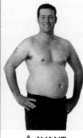

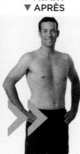

SAMUEL
HAMEL,
32 ANS, DÉFI 4,
A PERDU 42,5 LB

Ma plus grande inquié-tude au moment de com-mencer le programme était de mourir de faim. En fait, je n'ai jamais mangé autant de toute ma vie ! Je n'ai jamais senti que je me privais durant le programme ; il faut sim-plement manger les bonnes choses au bon moment.

▲ AVANT
▼ APRÈS

LE CALENDRIER DE VOTRE PROGRAMME DE NUTRITION ZÉRO DIÈTE

Deux possibilités s'offrent à vous pour le volet nutrition.

MENU SUGGÉRÉ Vous pouvez res-pecter au jour le jour les menus qui figurent sur les calendriers (voir p. 169). Tirés du livre de recettes Zéro diète, les repas et collations suggérés fournissent tous les nutriments nécessaires pour combler vos besoins. Le livre Zéro diète, qui a connu un franc succès grâce à des recettes absolument délicieuses, s'intègre parfaitement à la méthode du compte-portions ! Ces recettes santé ont été mises au point par des nutritionnistes soucieux de leurs qualités nutritives, de leur saveur et de leur facilité d'exécution ; vous pourrez donc les cuisiner en toute confiance tout en appliquant la méthode du compte-portions puisque toutes les informations utiles y figurent.

2 MENU AU CHOIX Vous pouvez aussi concocter votre propre menu à l'aide des outils fournis dans ce livre. Rappelez-vous que la méthode du compte-portions vous permet de choisir ce que vous avez envie de manger. En d'autres mots, si vous préférez manger du gruau plutôt que des rôties le matin, vous le pouvez sans modifier votre apport calorique total : vous n'aurez qu'à vous servir la bonne portion de gruau. Avec ce programme, vous pouvez respecter vos préférences person-nelles et écouter vos signaux de faim et

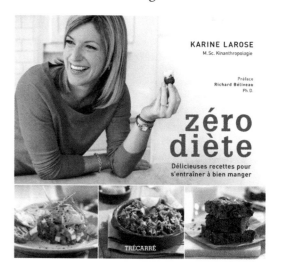

KARINE LAROSE
M.Sc. Kinanthropologie

Préface
Richard Béliveau
Ph. D.

zéro diète
Délicieuses recettes pour s'entraîner à bien manger

TRÉCARRÉ

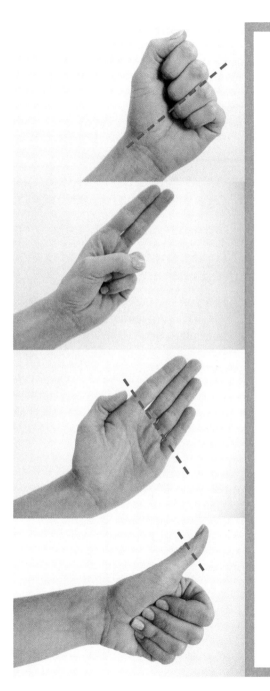

LES PORTIONS
À PORTÉE DE MAIN

Vous n'êtes pas à l'aise avec les quantités présentées en millilitres (ml), en tasses (t) et en onces (oz)? Voici des équivalents mesurables avec un instrument qui vous suit partout: votre main!

▶ ½ t ou 125 ml = la moitié de votre poing fermé

▶ 1 t ou 250 ml = un poing fermé (1 portion de légumes crus, par exemple)

▶ 30 g ou 1 oz = deux doigts collés (1 portion de fromage, par exemple)

▶ 90 g ou 3 oz = la paume de la main (1 portion de viande, par exemple)

▶ 120 g ou 4 oz = la main, les doigts collés (1 portion de poisson, par exemple)

▶ 1 c. à thé ou 5 ml = le bout du pouce (environ ½ portion de gras, par exemple)

▶ 1 c. à soupe ou 15 ml = le pouce au complet (1 portion de sucre, par exemple)

Tentez de mémoriser ces quantités pour mieux évaluer les assiettes qu'on vous servira.

CONSEIL DE **KARINE**

UNE ASSIETTE SANTÉ

Les légumes devraient composer la moitié de l'assiette. L'autre moitié se divise en deux : un quart qui devrait contenir des féculents (pâtes, riz, quinoa, etc.), et l'autre, des protéines, comme du poisson ou de la volaille, qui contribueront à vous rassasier.

de satiété (voir p. 106). Je vous encourage à profiter de l'occasion pour découvrir de nouveaux aliments : plus la variété alimentaire sera grande, plus vos besoins nutritifs seront comblés.

LES MEILLEURS CONSEILS POUR MIEUX MANGER

DES **LÉGUMES** ET ENCORE DES LÉGUMES !

Dans le tableau compte-portions, les quantités de légumes indiquées sont des quantités minimales. Vous pouvez donc consommer des légumes en quantité illimitée, à l'exception du maïs, de la pomme de terre, de la patate douce et des pois verts, qui sont considérés comme des féculents et dont les portions sont spécifiées dans le tableau.

Les légumes sont une excellente source d'eau, de vitamines, de minéraux, de fibres et d'antioxydants, et ils renferment très peu de calories. Ils doivent absolument faire partie de votre alimentation pour que vous puissiez acquérir et conserver une bonne santé. Mangez-en une grande variété en quantités généreuses. Privilégiez les plus colorés. Si vous évitez de les arroser d'huile ou de les faire frire, vous pourrez en manger autant que vous voulez sans craindre pour votre ligne !

PRENEZ DES COLLATIONS

Que ce soit pour recharger vos batteries entre deux repas ou pour refaire vos réserves d'énergie après un entraînement et améliorer votre récupération, les collations doivent être intégrées à votre nouveau mode de vie sain. Elles vous évitent d'arriver affamé au prochain repas et de tout dévorer sur votre passage, et devraient occuper une place de choix dans un processus de gestion de poids. Il faut les planifier au même titre que les repas (voir p. 103).

Vous remarquerez que prendre des collations vous aide à maintenir votre concentration au travail, en plus d'améliorer votre performance lors de l'entraînement. Comme elles vous procureront un regain d'énergie, vous pourrez dire adieu aux fatigues de l'après-midi.

COMMENT CONCOCTER UNE BONNE COLLATION?

Une collation nutritive comprend deux éléments : une source de glucides jumelée à une source de protéines. Parmi les quatre groupes alimentaires du *Guide alimentaire canadien*, les légumes et les fruits ainsi que les produits céréaliers (barres tendres, céréales, craquelins, pain...) constituent des sources de glucides. Le lait et ses substituts (lait, boisson de soya, yogourt, fromage...) ainsi que les viandes et leurs substituts (viande, volaille, poisson, fruits de mer, œuf, noix, graines, légumineuses...) sont, quant à eux, de bonnes sources de protéines. Le truc consiste donc à combiner deux des quatre groupes alimentaires pour avoir une collation complète.

QUOI MANGER AVANT UN ENTRAÎNEMENT?

On pourrait croire qu'il n'est pas nécessaire de manger avant un entraînement, surtout lorsqu'on est en processus de perte de poids, mais c'est tout le contraire. Si on veut réussir à dépenser l'énergie nécessaire pour que la séance d'entraînement soit efficace, il est important d'avoir suffisamment mangé.

D'abord, assurez-vous de bien vous hydrater. On recommande de boire environ 500 ml d'eau dans la période

TRUCS DE **PRO**
CE QUE VOUS DEVEZ SAVOIR SUR LES COLLATIONS
par Alina Pêtre et Vanessa Martin, Dt.P., nutritionnistes

▶ La faim se fait généralement sentir 3 à 4 heures après le dernier repas. Essayez de planifier vos collations en conséquence.

▶ Pensez à combiner glucides et protéines pour obtenir la collation parfaite (le tableau de la page suivante vous donnera des idées). Les glucides seront votre source d'énergie, et les protéines vous fourniront ce sentiment de satiété tant convoité !

▶ Une collation doit rassasier, mais pas comme le ferait un repas. Basez-vous sur votre faim pour déterminer la grosseur de votre collation, mais gardez en tête qu'une collation typique contient environ 200 cal et est constituée de 15 à 30 g de glucides et d'environ 10 g de protéines.

▶ Ayez toujours des collations à portée de main (dans l'auto, au bureau ou dans votre sac d'entraînement). Vous ne serez ainsi jamais pris au dépourvu.

▶ Profitez de la collation pour manger des aliments provenant de groupes alimentaires négligés, comme les légumes et les fruits. N'oubliez pas d'y intégrer une bonne dose de plaisir gustatif et une pincée de répit, question de savourer votre pause collation à 100 % !

SUGGESTIONS DE COLLATIONS

Jumelez une source de glucides et une source de protéines.

SOURCES DE GLUCIDES		SOURCES DE PROTÉINES
½ t de craquelins à grains entiers		50 g de fromage cheddar allégé
1 pomme verte		10 amandes non salées
1 petit muffin ou scone maison		1 yogourt à boire
½ t de céréales à grains entiers	avec	½ t de yogourt grec
¼ t de fruits séchés		¼ t de mélange de noix
1 barre de fruits		1 portion individuelle (200 ml) de boisson de soya

IDÉES DE COLLATIONS PRÉENTRAÎNEMENT

Voici trois idées de collations préentraînement proposées en fonction de l'intervalle de temps qui vous sépare du début de l'activité. Notez que les collations suggérées suffisent pour vous soutenir avant de commencer à vous activer. Si vous mangez une collation 2 à 3 heures avant votre séance d'entraînement, vous n'avez pas besoin d'en consommer une autre 1 heure ou 30 minutes avant.

ACTIVITÉ DANS 2-3 H	ACTIVITÉ DANS 1-2 H	ACTIVITÉ DANS MOINS DE 1 H
60 g de fromage allégé, 1 banane et 3 craquelins de seigle	1 sachet de gruau, ½ tasse de lait et 1 fruit	1 compote de fruits non sucrée (125 ml)
175 ml de yogourt grec 0 % M.G. à la vanille avec 1 barre granola	60 ml de fromage cottage et 1 t de framboises	2 kiwis
Sandwich aux œufs (1 œuf avec 2 tranches de pain sans gras et sans sucre ajoutés) et 2 clémentines	200 ml de boisson de soya à la vanille	175 ml de jus

qui précède l'activité physique (de 1 à 3 heures avant). Sachez aussi que la teneur nutritive du dernier repas influera sur votre performance. Le repas, qui devrait être pris plus de 3 heures avant la séance, devrait être composé de glucides, de protéines et d'une petite quantité de gras. Idéalement, il devrait être exempt de friture et de sauces grasses, car une grande quantité de lipides ralentit la digestion.

Si votre entraînement doit débuter dans 2 à 3 heures et que vous n'avez rien mangé depuis votre dernier repas, votre collation devrait contenir un aliment riche en glucides et fournir des protéines. Les quantités varieront en fonction de la durée et de l'intensité de l'entraînement prévu.

Si votre entraînement commence dans 1 à 2 heures et que vous n'avez rien mangé depuis votre dernier repas, l'idéal sera de consommer une collation composée principalement de glucides, le carburant de choix. Si vous avez une bonne faim, vous pouvez y ajouter une petite portion de protéines, soit environ 4 grammes.

Si votre entraînement doit commencer dans moins d'une heure et que vous n'avez rien mangé depuis votre dernier repas, optez pour une collation de glucides, mais évitez les fibres, car elles ralentissent la digestion.

QUOI MANGER APRÈS UN ENTRAÎNEMENT?

Un apport de glucides immédiatement après une séance d'entraînement est très important. Prenez votre repas ou votre collation dans les 30 minutes qui suivent la fin de l'entraînement, parce que c'est à ce moment que votre corps est le plus réceptif et le plus efficace pour refaire ses réserves. Une source de glucides jumelée à une source de protéines (dans une proportion de 3 pour 1) accélère le processus de renouvellement du glycogène (énergie disponible rapidement, stockée dans les muscles et le foie) et permet d'entamer le processus de récupération musculaire. Les glucides post-entraînement sous forme liquide sont également

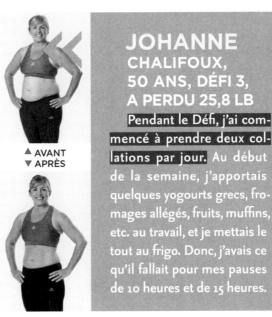

▲ AVANT
▼ APRÈS

JOHANNE CHALIFOUX, 50 ANS, DÉFI 3, A PERDU 25,8 LB

Pendant le Défi, j'ai commencé à prendre deux collations par jour. Au début de la semaine, j'apportais quelques yogourts grecs, fromages allégés, fruits, muffins, etc. au travail, et je mettais le tout au frigo. Donc, j'avais ce qu'il fallait pour mes pauses de 10 heures et de 15 heures.

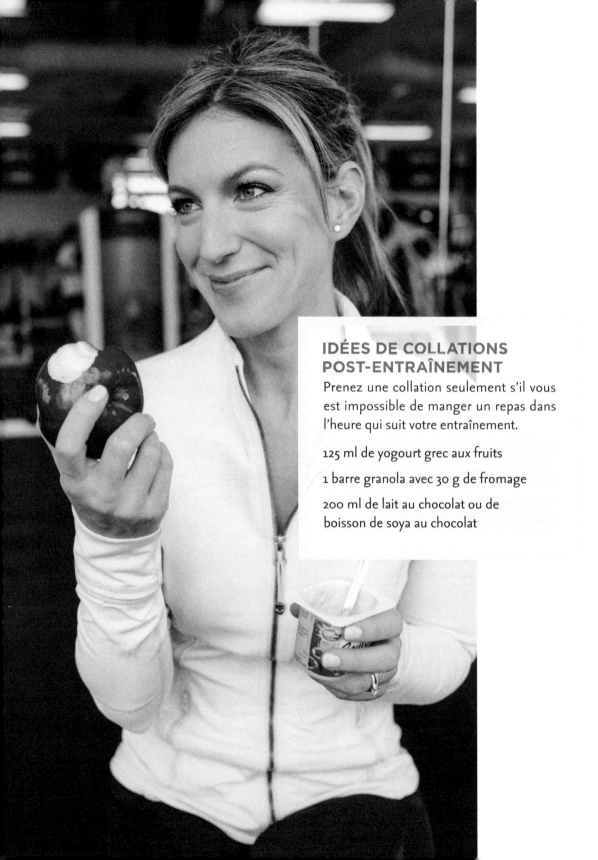

IDÉES DE COLLATIONS
POST-ENTRAÎNEMENT

Prenez une collation seulement s'il vous
est impossible de manger un repas dans
l'heure qui suit votre entraînement.

125 ml de yogourt grec aux fruits

1 barre granola avec 30 g de fromage

200 ml de lait au chocolat ou de
boisson de soya au chocolat

recommandés pour une absorption et un regain d'énergie rapides. Ils vous aideront aussi à vous réhydrater.

PLANIFIEZ VOS REPAS ET COLLATIONS

De nombreux témoignages des candidats du Défi soulignent l'importance de la planification dans une meilleure alimentation. Prévoir les repas et les collations pour chaque jour de la semaine et dresser une liste d'épicerie en conséquence facilite grandement la préparation. Comme on arrive souvent à l'heure du repas avec un bon appétit, savoir quoi préparer ou avoir un repas déjà prêt qu'on n'a qu'à réchauffer évite de tomber dans le piège du grignotage d'aliments moins nutritifs.

ASSUREZ-VOUS DE DÉJEUNER

Les trois repas quotidiens sont indispensables et doivent être consommés chaque jour, surtout si vous désirez perdre du poids ! Votre corps a besoin d'énergie pour en dépenser. Sauter le déjeuner pour couper dans les calories n'est pas une bonne idée.

CÉLINE BISSONNETTE, 49 ANS, DÉFI 2, A PERDU 27,1 LB

Parmi les facteurs essentiels à l'atteinte des objectifs, il y a la discipline, la planification et l'organisation. Réservez-vous des moments pour faire vos emplettes (prévoyez un peu plus de temps pour faire la lecture des étiquettes) et pour préparer vos repas à l'avance. Par exemple, dans mon cas, le mercredi et le samedi étaient consacrés à la planification des repas et aux emplettes, et le jeudi et le dimanche, à la préparation des repas et des collations.

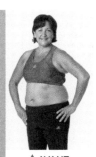
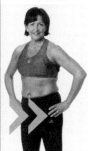

▲ AVANT
▼ APRÈS

FAITES ATTENTION À CE QUE VOUS MANGEZ EN SOIRÉE

La nourriture consommée après 19 heures ne devient pas soudainement plus « engraissante ». C'est la quantité totale de calories que vous consommez dans une journée (en 24 heures) qui influe sur un gain, un maintien ou une perte de poids. Si vous mangez plus de calories que la quantité dépensée pendant votre journée, vous prendrez du poids. Cela dit, je vous conseille de répartir également les calories consommées pendant la journée pour éviter des baisses d'énergie – d'où l'importance de manger à chaque repas et de prendre des collations. (suite p. 106)

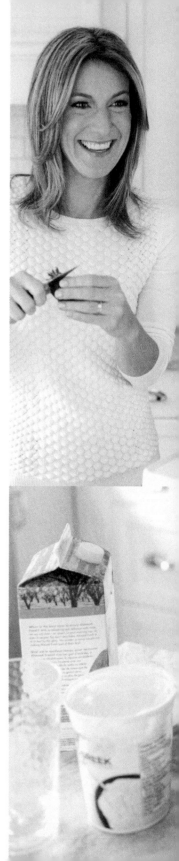

TRUC DE **PRO**
DEUX BONNES RAISONS
DE DÉJEUNER !
par Marilyne Petitclerc,
Dt.P., nutritionniste

I DÉJEUNEZ POUR BRÛLER DAVAN-
TAGE DE CALORIES Physiologiquement, la
nuit, le corps tombe en état de jeûne et fonctionne
au ralenti. Le premier repas de la journée redé-
marre le métabolisme en activant les réactions asso-
ciées à la digestion. De plus, en fournissant les glucides (qu'on retrouve dans les produits céréaliers, les
fruits, ainsi que le lait et ses substituts) nécessaires
au fonctionnement du cerveau, le déjeuner rend la
« levée du corps » moins pénible, et la matinée plus
active !

2 DÉJEUNEZ POUR ÉVITER LES FRINGALES
Les gens qui ne déjeunent pas ou qui ne consomment pas assez de protéines lors de ce repas ont
plus souvent des fringales ou des rages de sucre en
après-midi. En effet, privé de nutriments en début
de journée, le corps envoie des signaux de faim pres-
sants pour pallier le déficit créé : ces fringales occa-
sionnent souvent une consommation calorique équivalant à un repas, et même plus ! Alors, déjeunez et
assurez-vous d'inclure une bonne source de protéines,
comme une portion de lait ou d'un substitut, ou une
portion de viande ou d'un substitut (une tranche
de fromage partiellement écrémé ou un œuf, par
exemple).

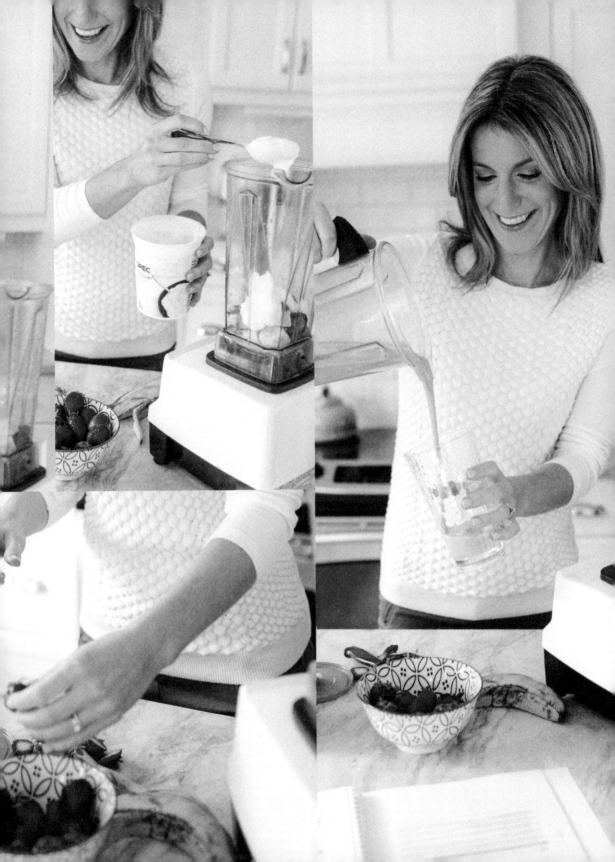

NATHALIE GRENIER, DÉFI 1

Essayez ces 7 trucs trouvés avec ma nutritionniste ; leur efficacité vous étonnera !

1 FAIRE PARTICIPER LA FAMILLE à l'élaboration de la liste d'épicerie ou à la préparation des repas. Cela permet de passer du temps ensemble, et chacun y trouve son compte en proposant ce qu'il aimerait manger.

2 LIRE LES ÉTIQUETTES NUTRITIONNELLES Ma nutritionniste m'a donné des conseils précieux qui m'ont aidée à diminuer les mauvais gras et le sel.

3 PRÉVOIR LES MENUS DE LA SEMAINE Avec mon livre Zéro diète, je détermine à l'avance le menu de chaque souper et je prévois d'autres repas et des lunchs avec les restes.

4 UTILISER LES CIRCULAIRES En fonction de ce que j'ai envie de cuisiner et des rabais, je feuillette les circulaires et je dresse ma liste d'épicerie.

5 PRIVILÉGIER LES FRUITS ET LÉGUMES Je choisis des variétés différentes. Pour les fruits, j'en prends des mûrs et des moins mûrs.

6 PRÉPARER LES ALIMENTS À L'AVANCE Je coupe les légumes et j'en glisse de petites quantités dans des sacs à collation. Pour les fruits, je les mets à la vue dans un beau panier qui donne le goût d'en manger ! Cuire les légumes à l'avance évite d'être pris au dépourvu.

7 FAIRE LES COURSES LE VENTRE PLEIN Vous éviterez les tentations et vous vous en tiendrez à votre liste.

Par contre, le soir venu, nous avons généralement consommé toutes les calories dont notre corps avait besoin, et notre dépense énergétique est réduite. Les calories consommées en soirée sont donc souvent celles qui sont en surplus... et qui nous font prendre du poids. Cependant, si vous vous entraînez le soir, il sera important de prendre votre collation post-entraînement pour assurer la récupération (voir p. 101).

APPRENEZ À RECONNAÎTRE LES SIGNAUX DE FAIM

Pour déterminer l'apport alimentaire qui nous convient, l'idéal serait de répondre aux signaux de faim et de satiété que nous transmet notre cerveau – c'est-à-dire de manger quand nous ressentons la faim et tout simplement de nous arrêter quand nous sommes rassasiés. La portion parfaite correspondrait à la quantité nécessaire pour assouvir notre faim et non pour sentir que notre estomac est rempli. En suivant le programme de nutrition Zéro Diète, vous apprendrez à reconnaître les signaux de faim et de satiété.

COMMENCEZ AU BON MOMENT

Comme vous le savez, la faim apparaît graduellement. On ressent d'abord un petit vide, un gargouillement, et plus le temps passe, plus le vide se creuse. Ce signal signifie que votre corps a besoin d'énergie. Il faut y répondre en mangeant; l'ignorer de façon répétée et prolongée est une mauvaise idée, car votre corps se met alors en mode famine, ce qui est nocif pour votre métabolisme. Assurez-vous donc de manger avant d'être affamé, car si vous atteignez ce stade, vous aurez tendance à manger plus rapidement et en plus grande quantité. Si vous ressentez la faim et que vous doutez de la validité de ce signal, commencez par boire un verre d'eau : il est assez difficile de distinguer les signaux de faim et de soif. Si le signal de faim persiste, vous devez manger ! Si les signaux de faim disparaissent, vous avez répondu à votre besoin réel. Voilà une excellente raison de boire plus d'eau !

ARRÊTEZ-VOUS AU BON MOMENT

Il ne suffit pas de commencer à manger lorsqu'on a décodé correctement le signal de faim, il est tout aussi crucial de cesser de manger dès qu'on ressent le signal de satiété. Vous avez certainement déjà entendu dire qu'il faut environ vingt minutes pour que

SIMON
GONTHIER, DÉFI 3

Le meilleur conseil que je pourrais donner est de bien planifier ses repas comme ses entraînements. La planification des repas quotidiens est essentielle. C'est très facile de prendre deux ou trois fois la portion suggérée. Même si c'est du saumon, douze onces de saumon, quand on devrait n'en prendre que quatre, eh bien, c'est trois fois trop et ça fait engraisser !

HADI ABOU ANTOUN, 35 ANS, DÉFI 2, A PERDU 49,3 LB

Le plus grand défi a vraiment été d'organiser l'agenda de ma semaine et, surtout, de m'occuper de la nourriture. Après quelques semaines, c'est devenu une habitude et, étant donné que je voyage beaucoup entre Gatineau et Montréal, je m'organise pour prendre des collations non périssables et nutritives. Je planifie mieux.

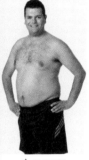

▲ AVANT
▼ APRÈS

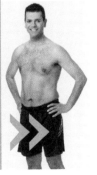

DÉCODEZ
LES SIGNAUX QUE VOUS TRANSMET VOTRE CERVEAU

Puisque vos paramètres de dépense calorique journalière ont été pris en considération, les portions proposées devraient combler vos besoins particuliers.

Apprenez toutefois à reconnaître vos signaux de faim et de satiété. En d'autres termes, si vous avez encore faim après avoir mangé la totalité des portions indiquées dans votre profil, vous pouvez ajouter une autre portion. Écoutez les signaux que vous transmet votre cerveau et comblez vos besoins par des aliments sains en pigeant dans les catégories d'aliments proposées. À l'inverse, si vous n'avez plus faim et qu'il vous reste quelques bouchées dans votre assiette, arrêtez.

VOUS DÉCOUVRIREZ LA SENSATION D'ÊTRE RASSASIÉ PLUTÔT QUE GAVÉ!

notre cerveau envoie le signal de satiété. Alors, pour mieux le ressentir et le reconnaître, prenez votre temps pour manger et laissez à votre cerveau le temps de faire son travail essentiel de contrôleur des signaux de faim et de satiété. Si vous dégustez vos repas plus lentement, vous apprendrez à ressentir et à reconnaître le signal de satiété.

Prenez le temps de mieux mastiquer vos aliments. C'est lors des premières bouchées que les papilles gustatives sont comblées et que la saveur des aliments explose en bouche! Alors, essayez de relaxer pendant le repas et savourez chaque bouchée. Pour vous aider à ralentir la cadence, je vous suggère de déposer votre fourchette entre les bouchées, de faire une pause lorsque vous avez consommé les trois quarts de votre assiette et de boire de l'eau tout au long du repas. Finalement, si vous n'avez plus faim, arrêtez!

Reconnaître le signal de satiété est un apprentissage. Donnez-vous du temps. Chez les personnes habituées à consommer en excès, la distension abdominale qu'on ressent après avoir trop mangé peut paraître «normale». Ce sentiment est trompeur. Il faut donc apprendre à reconnaître le vrai seuil de satiété.

SURMONTEZ CETTE IRRÉSISTIBLE ENVIE DE MANGER!

Prenez conscience de la différence entre votre envie de manger et votre faim réelle. L'envie de manger se fait généralement sentir lorsqu'on vit une émotion quelconque ou que l'on cherche à répondre à un besoin psychologique. Il ne s'agit pas d'une fringale ou d'un besoin physiologique de manger. Quand l'envie de manger vous prend, questionnez-vous sur vos motifs. Avez-vous eu une journée stressante ? Vous ennuyez-vous ? Êtes-vous triste, déçu, nerveux, fâché, frustré ou encore épuisé ? Êtes-vous inquiet ou angoissé ? Y a-t-il quelque chose qui vous irrite particulièrement ?

Réagir en mangeant ne comblera pas un besoin émotionnel et cette nourriture ne contribuera pas à « nourrir » votre corps. En effet, quand nous éprouvons le désir de manger pour répondre à un besoin émotionnel, notre choix d'aliments est souvent problématique : il est plutôt rare que nous répondions à ce genre de « faim » avec du brocoli et de l'eau ! Pour éviter de consommer des calories superflues et vides, voici quelques pistes de solutions pour gérer les rages de faim psychologiques.

▌ PRENEZ SOIN DE VOUS !

Si vous avez envie de manger parce que vous vous ennuyez, trouvez des activités agréables que vous pourriez faire pour chasser l'ennui. Dressez dès maintenant la liste de vos activités préférées et gardez-la à

TRUCS DE **PRO**
GRIGNOTER INTELLIGEMMENT !
par Vanessa Martin, Dt.P., nutritionniste

Mieux choisir les aliments à grignoter

Après le souper, les calories qu'on ingère proviennent trop souvent d'aliments salés, sucrés et gras comme des croustilles, du chocolat, des craquelins, etc. Ces aliments ont une haute densité énergétique (ils contiennent beaucoup de calories pour une petite portion) et sont peu rassasiants. SOLUTION : favorisez les aliments à faible densité énergétique, qui sont riches en fibres et pauvres en gras et en sucre, comme les fruits, les légumes ou les produits laitiers.

Éviter les distractions

Bien des gens profitent de leur soirée pour écouter la télévision, pour surfer sur Internet, bref, pour se livrer à des activités sédentaires et souvent accompagnées de grignotines. Manger quand on est distrait ne prédispose pas à arrêter lorsqu'on n'a plus faim ; on mange donc trop. SOLUTION : Profitez du temps dont vous disposez après le souper pour vous adonner à une activité sportive – une balade au parc, une séance de musculation, un cours de yoga, etc. Et, avant de manger, demandez-vous si vous avez réellement faim ou si vous grignotez par automatisme.

UN RAPPEL VISUEL : DES REPAS ET DES COLLATIONS ÉQUILIBRÉS ET NOURRISSANTS

 + **+** **=** **BON DÉJEUNER**

Une viande/substitut ou un produit laitier (œuf, yogourt, lait, fromage, noix, etc.)

Un produit céréalier riche en fibres (pain de blé entier, gruau, céréales à grains entiers, etc.)

Un fruit (fruit frais, fruits secs, fruits surgelés)

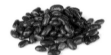 **+** **+** **=** **BON DÎNER**

Une viande/substitut (légumineuses, poisson, volaille, tofu)

Un produit céréalier riche en fibres (riz brun ou sauvage, pâtes de blé, etc.)

Un légume (salade, crudités, soupe aux légumes, jus de légumes, etc.)

 + **OU** **=** **COLLATION SAINE**

Une viande/substitut (légumineuses, poisson, volaille, tofu)

Un produit céréalier riche en fibres

Un légume ou un fruit

 + **+** **=** **BON SOUPER**

Une viande/substitut (légumineuses, poisson, volaille, tofu)

Un produit céréalier riche en fibres (riz brun ou sauvage, pâtes de blé, etc.)

Un légume (légumes cuits, salade, crudités, soupe aux légumes, jus de légumes, etc.)

portée de main, puis choisissez-en une lorsque l'ennui ou quelque chose qui vous affecte se présente. L'objectif est de vous changer les idées. Des exemples : appeler un proche, faire une marche, prendre un bain chaud, vous faire un pédicure, vous asseoir avec un bon livre, retrouver votre amoureux ou votre amoureuse, etc.

2 AYEZ UNE HYGIÈNE BUCCALE STRICTE Si vous avez tendance à grignoter le soir, brossez-vous les dents et passez la soie dentaire immédiatement après le souper. Cette excellente habitude renforcera votre décision de ne rien manger par la suite. Une fois le goût de la nourriture disparu de votre bouche, il vous sera plus facile de dominer l'envie de recommencer à manger et vous n'aurez pas à vous nettoyer les dents à nouveau !

3 IMPOSEZ-VOUS DES LIMITES Établissez des règles claires avec vous-même : par exemple, on ne mange qu'à la table de la salle à manger et on ne pige pas directement dans le sac ou le pot. Ce genre de mesure limite le grignotage impulsif.

DÉCOUVREZ LES ALIMENTS À FAIBLE DENSITÉ CALORIQUE

Existe-t-il des aliments plus « engraissants » que d'autres ? En fait, aucun aliment à lui seul ne fait engraisser ou maigrir. Peu importe la source des calories ingérées, c'est leur surplus par rapport à la quantité dépensée qui se transformera

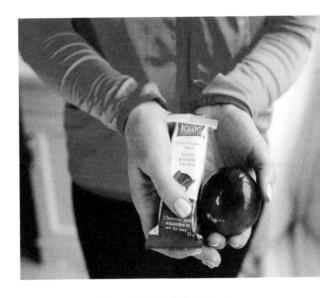

TRUC DE **PRO**
« OUI, MAIS J'AIME MANGER LE SOIR... »
par Émilie-Julie Dumontier, Dt.P., nutritionniste

Quand mes clients me disent qu'ils aiment grignoter le soir, je leur fais ajouter une collation à leur plan alimentaire. Selon le profil, je peux suggérer un yogourt, un fruit, des noix, un verre de lait, du fromage ou un bol de céréales. Mais je leur donne une portion à respecter. Ainsi, ils peuvent garder leur habitude réconfortante, sans faire d'excès calorique et même en contribuant à combler leurs besoins de la journée !

en gras. Des études ont même démontré que les gens qui consomment des produits dits allégés ont tendance à en manger davantage : ils sont si peu caloriques... Résultats : ces personnes finissent par manger plus de calories que s'ils avaient consommé le produit régulier. De plus, ces aliments « sans gras » ou « sans sucre » renferment souvent des ingrédients de remplacement dont les risques pour la santé n'ont pas encore été bien identifiés. Mieux vaut s'en éloigner ! Par contre, dans le cas des fromages allégés, il n'y a aucun substitut utilisé pour remplacer le gras. De plus, généralement, moins il y a de gras dans un fromage, plus la valeur protéique est augmentée, ce qui augmente le sentiment de satiété.

Cela dit, il existe des aliments à haute densité calorique et des aliments à faible densité calorique. Voici la meilleure illustration de la densité calorique : vous absorbez autant d'énergie (donc de calories) en mangeant une pointe de tarte aux pommes qu'en mangeant 10 pommes ! Les pommes sont donc un aliment à faible densité calorique (peu de calories par rapport au volume). Inversement, la tarte aux pommes est un aliment à haute densité calorique : elle compte beaucoup de calories pour un faible volume.

Les aliments qui contiennent beaucoup d'eau et de fibres ont généralement une plus faible densité calorique : on se sent donc rassasié avec moins de calories. Par exemple, deux cuillères à soupe de confiture contiennent 100 calories, ce qui est l'équivalent de deux tasses de fraises fraîches. Pourtant, il suffirait d'une tasse de fraises fraîches pour se sentir rassasié !

RELATIVISEZ
VOS ENVIES !

Soyons honnêtes : les personnes minces et en forme, qui nous semblent si attentives à ne consommer que des aliments sains, raffolent elles aussi des gâteries sucrées ou salées, et cèdent parfois à la tentation. Vous n'êtes pas l'exception, alors pourquoi ne pas vous permettre vous aussi un écart de temps en temps ? Évidemment, les occasions ne manquent pas pour consommer des gâteries et il est tentant de se faire plaisir, mais vous n'avez pas besoin de dévorer tout le contenu du sac de croustilles ou du pot de crème glacée. Évitez aussi de vous récompenser avec des aliments. La nourriture n'est pas une médaille que vous devez vous décerner après de durs efforts. Il y a bien d'autres plaisirs dans la vie : à vous de découvrir ceux qui vous font le plus de bien !

FAITES LES BONS CHOIX AU RESTO

Si vous aviez l'habitude de prendre vos repas à l'extérieur ou de les commander du restaurateur, pendant le programme, prenez la résolution de cuisiner, d'apporter vos lunchs et de manger vos soupers à la maison. Durant le *Défi Je me prends en main*, on conseille aux participants d'éviter le plus possible les restaurants. Comme vous le savez sans doute, essayer d'y faire des choix santé peut être un véritable casse-tête. Les chefs ont tendance à utiliser le sel et le gras en quantités généreuses dans la préparation de leurs plats! Bref, la fréquence à laquelle vous irez au restaurant déterminera l'attention que vous devrez porter à vos choix.

Au restaurant, le défi consistera à choisir un endroit et des plats en accord avec tous les efforts que vous mettez dans votre démarche. Voici trois consignes à respecter:

▶ vérifier la disponibilité de légumes (autres que les pommes de terre);

▶ choisir une cuisson sans friture;

▶ demander qu'on vous serve des portions raisonnables, conformes à celles de votre profil de consommation alimentaire.

TRUCS DE **PRO**
DE PETITS CHANGEMENTS POUR DE GROS RÉSULTATS
par Émilie-Julie Dumontier, Dt.P., nutritionniste

Parfois, lorsqu'on atteint un plateau, ce sont des détails qui font la différence. Voici quatre exemples d'habitudes quotidiennes à modifier qui pourraient vous aider à réaliser une perte de poids additionnelle chaque semaine.

▶ Cuire les aliments à la vapeur plutôt que les faire sauter. À titre indicatif, 2 c. à soupe ou 30 ml d'huile dans votre poêle contiennent 240 calories, alors que la vapeur n'en contient aucune! Calories évitées = 240.

▶ Remplacer la crème et le sucre par du lait dans le café: une personne qui consomme 4 cafés par jour chacun avec 2 crèmes et 2 sucres consomme 320 calories, alors qu'en y mettant 2 laits et pas de sucre, elle n'en consommerait que 50. Calories évitées = 270.

▶ Opter pour un muffin anglais au lieu d'un croissant pour déjeuner: un muffin anglais contient environ 135 calories, alors qu'un croissant en contient environ 375. Calories évitées = 240.

▶ Consommer un muffin cuisiné à la maison plutôt qu'un muffin du commerce comme collation: le muffin aux bleuets du livre *Zéro diète* contient 189 calories, alors que le muffin aux bleuets du restaurant en contient 330. Calories évitées = 141.

TRUCS DE **PRO**
MAINTENEZ VOS BONNES HABITUDES AU RESTO
par Émilie-Julie Dumontier, Dt.P., nutritionniste

Je préconise que l'on cuisine soi-même ses plats pour en assurer la qualité, mais les réalités de la vie font qu'inévitablement vous irez au restaurant. Il faut donc apprendre à y faire des choix sains et à se méfier des portions qu'on vous y servira. Voici des trucs simples à retenir pour vos visites au resto.

1 Quand vous analysez le menu...

a) recherchez des aliments grillés, pochés, braisés ou poêlés plutôt que les aliments confits ou frits, synonymes de gras ;

b) veillez à ce que le repas que vous commanderez contienne tout ce dont vous avez besoin, c'est-à-dire des protéines, des féculents et des légumes ;

c) évitez les tables d'hôte, elles vous amènent à manger bien au-delà de votre faim.

2 Choisissez des sauces à la tomate ou aux légumes plutôt que des sauces à la crème ou au beurre, comme les fameuses sauces Alfredo, rosée ou hollandaise. N'hésitez pas à demander que les sauces et les vinaigrettes soient servies à part : cela vous permettra de doser la quantité de gras que vous ajouterez à votre plat.

3 Pour les accompagnements, remplacez les frites par du riz ou une pomme de terre, si possible au four, et demandez plus de légumes. Patientez avec une entrée de salade ou une soupe aux légumes plutôt que de vider la corbeille de pain...

4 Comme les portions servies au restaurant sont la plupart du temps très généreuses, ne mangez que la portion dont vous avez réellement besoin. Pour ce qui est des féculents et des protéines, votre assiette contient souvent l'équivalent de deux portions. Dès qu'on la déposera sur la table, visualisez la quantité que vous mangerez (correspondant aux portions établies), quitte à emporter le reste à la maison, si possible.

5 Pour boire, optez pour de l'eau et terminez votre repas avec un thé, une tisane ou un café plutôt qu'un dessert.

Comme vous le ferez dorénavant chez vous, savourez chaque bouchée et prenez votre temps pour déguster votre plat.

CONSOMMEZ L'ALCOOL AVEC MODÉRATION

Voici quelques faits intéressants qui vous permettront de vous faire votre propre opinion quant à la consommation d'alcool et à ses conséquences sur un processus de perte de poids. Vous ne verrez plus jamais le vin, la bière et les cocktails de la même façon !

▸ L'alcool contient presque autant de calories que le gras (alcool = 7 cal/g et gras = 9 cal/g)… Comme les personnes qui consomment de l'alcool pendant un repas n'ont pas tendance à réduire leurs apports de nourriture en proportion, ce sont plusieurs centaines de calories qui s'ajoutent. Sachez qu'un seul verre de vin représente 125 à 150 calories. Ces calories additionnelles se traduisent par un surplus calorique qui s'emmagasine dans votre organisme sous forme de gras corporel.

▸ La capacité de reconnaître le signal de satiété est atténuée par la consommation d'alcool. La consommation d'alcool avant un repas entraîne donc généralement une consommation accrue de nourriture durant le repas et prolonge sa durée.

▸ Le corps métabolise (brûle) l'alcool en priorité, interrompant le métabolisme des autres sources d'énergie (glucides, lipides, protéines). Pendant ce temps, celles-ci restent inutilisées et s'emmagasinent.

En résumé, lorsque les gens consomment de l'alcool, ils ont tendance à manger davantage. Les apports caloriques totaux de la journée sont alors plus élevés que les besoins réels, ce qui conduit à un surplus calorique, et donc à un gain de poids. Comme le signal de satiété se fait moins sentir lors de « repas alcoolisés »,

TRUC DE **PRO**
MÉFIEZ-VOUS DU SUCRE ET DU GRAS
par Ariane Lavigne, Dt.P., nutritionniste

Faites attention aux gras comme l'huile, le beurre et la margarine : ce sont les champions de la haute densité calorique ! Outre sa haute teneur en calories, le sucre, lui, peut agir comme une véritable drogue sur notre cerveau et nos neurotransmetteurs, en plus de perturber notre niveau d'énergie en faisant fluctuer notre glycémie (taux de sucre sanguin) : plus on mange de sucre, plus on a envie d'en consommer !

En choisissant des aliments à faible densité calorique, on peut se permettre d'en manger plus, sans pour autant ingérer beaucoup de calories.

TRUCS DE **PRO**
DÉCHIFFREZ LES ÉTIQUETTES NUTRITIONNELLES

par Vanessa Martin, Dt.P., nutritionniste

Depuis 2007, l'étiquetage nutritionnel est obligatoire pour les aliments préemballés comme le pain, le yogourt ou le fromage. Je vous invite à utiliser ces quelques trucs qui vous aideront à évaluer les qualités nutritives d'un aliment et à mieux comparer deux produits entre eux.

1 VÉRIFIEZ LA PORTION DE RÉFÉRENCE (en haut du tableau) Comparez-la avec la quantité que vous mangez habituellement. Par exemple, s'il est indiqué « Pour 1 c. à soupe (15 g) » et que vous avez l'habitude de consommer 2 c. à soupe, vous aurez à doubler toutes les valeurs du tableau. Si vous comparez deux produits, assurez-vous que les portions de référence sont les mêmes d'un produit à l'autre.

2 UTILISEZ LE « % VALEUR QUOTIDIENNE » OU « % VQ » (dernière colonne à droite) Un aliment contient beaucoup d'un nutriment si le pourcentage de celui-ci est de 15 % ou plus ; il en contient peu si le pourcentage est de 5 % ou moins. Par exemple, je sais que ma barre tendre est une bonne source de fibres puisqu'elle en contient 20 % de ma valeur quotidienne (VQ).

3 SÉLECTIONNEZ LES MEILLEURS PRODUITS Choisissez les aliments qui contiennent un plus fort pourcentage de fibres, de vitamines A et C, de calcium et de fer, et un plus faible pourcentage de gras, de gras saturés et trans ainsi que de sodium.

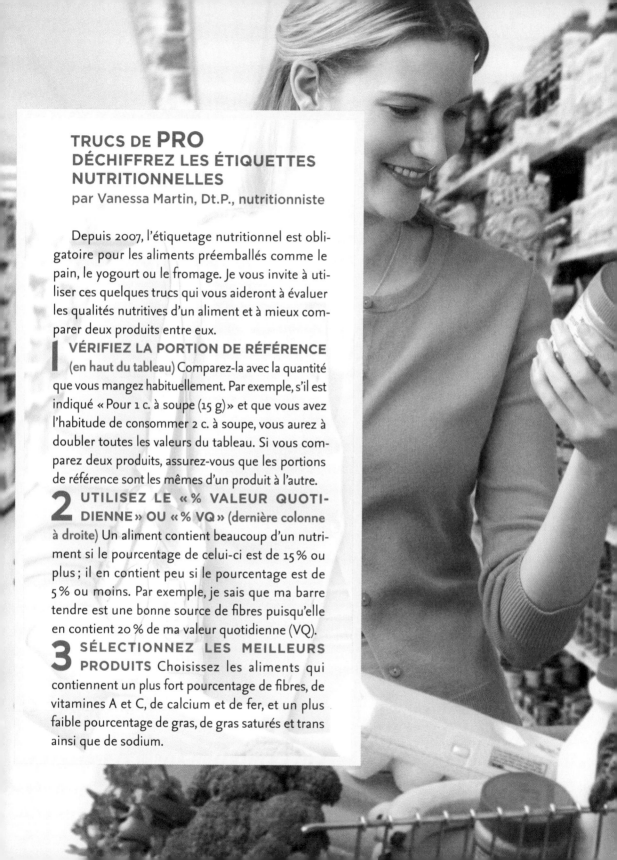

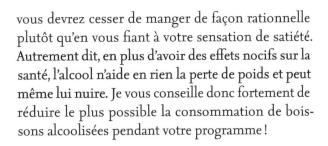

vous devrez cesser de manger de façon rationnelle plutôt qu'en vous fiant à votre sensation de satiété. Autrement dit, en plus d'avoir des effets nocifs sur la santé, l'alcool n'aide en rien la perte de poids et peut même lui nuire. Je vous conseille donc fortement de réduire le plus possible la consommation de boissons alcoolisées pendant votre programme !

DES RAISONNEMENTS
QUI FONT GROSSIR

Combien de fois mangez-vous des aliments que vous n'auriez pas ingérés s'ils ne vous avaient pas été proposés : le biscuit avec l'achat d'un sandwich, la deuxième portion de spaghettis que vous acceptez pour être poli, la boule de crème glacée qui accompagne le dessert allégé, etc. ? Le problème avec ces petits écarts, c'est qu'ils causent des surplus caloriques qui s'accumulent et finissent par se traduire en kilos indésirables.

Lorsqu'on vous offre un aliment, demandez-vous d'abord «Ai-je réellement faim ?» et ensuite «Si ce n'était pas gratuit, est-ce que je l'achèterais ?». Si vous répondez non à ces questions, abstenez-vous. Remerciez la personne qui l'offre et faites-lui savoir que vous n'avez plus faim, tout simplement.

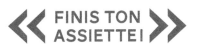

FINIS TON ASSIETTE!

Qui ne se souvient pas avoir entendu cette phrase ? Ou sa variante : «Comment peux-tu gaspiller cette nourriture alors qu'il y a des enfants qui meurent de faim ?» Briser une habitude qui remonte à l'enfance peut prendre du temps. Ne vous sentez pas coupable : ce n'est pas parce que vous terminez votre assiette que vous réglerez les problèmes de malnutrition dans le monde. Cela dit, en mangeant les portions qui vous conviennent et en apprenant à reconnaître les signaux de faim et de satiété, vous apprendrez à limiter le contenu de votre assiette et vous éviterez de gaspiller des aliments.

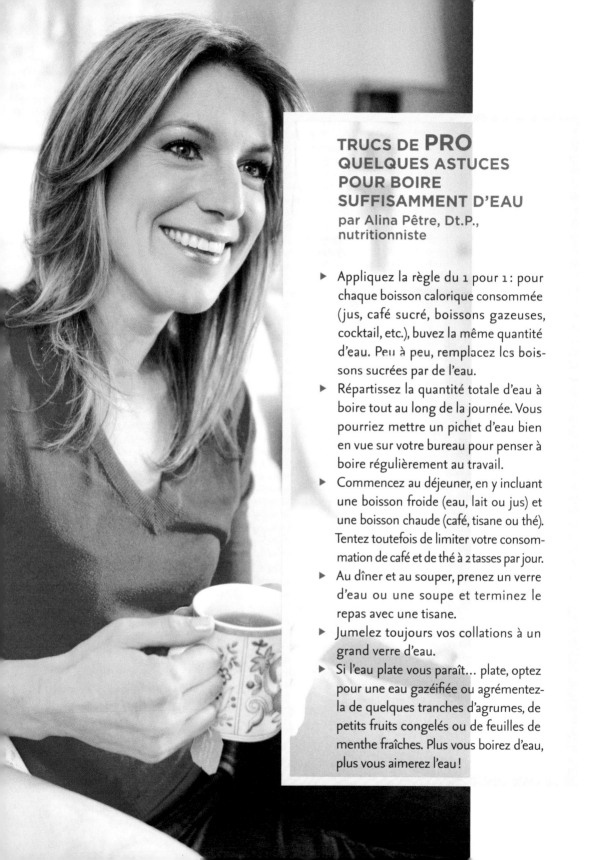

TRUCS DE **PRO**
QUELQUES ASTUCES POUR BOIRE SUFFISAMMENT D'EAU

par Alina Pêtre, Dt.P., nutritionniste

▸ Appliquez la règle du 1 pour 1 : pour chaque boisson calorique consommée (jus, café sucré, boissons gazeuses, cocktail, etc.), buvez la même quantité d'eau. Peu à peu, remplacez les boissons sucrées par de l'eau.

▸ Répartissez la quantité totale d'eau à boire tout au long de la journée. Vous pourriez mettre un pichet d'eau bien en vue sur votre bureau pour penser à boire régulièrement au travail.

▸ Commencez au déjeuner, en y incluant une boisson froide (eau, lait ou jus) et une boisson chaude (café, tisane ou thé). Tentez toutefois de limiter votre consommation de café et de thé à 2 tasses par jour.

▸ Au dîner et au souper, prenez un verre d'eau ou une soupe et terminez le repas avec une tisane.

▸ Jumelez toujours vos collations à un grand verre d'eau.

▸ Si l'eau plate vous paraît... plate, optez pour une eau gazéifiée ou agrémentez-la de quelques tranches d'agrumes, de petits fruits congelés ou de feuilles de menthe fraîches. Plus vous boirez d'eau, plus vous aimerez l'eau !

BUVEZ DE L'EAU!

L'eau a plusieurs fonctions vitales pour l'organisme, et sa consommation régulière procure des bénéfices essentiels pour votre santé. Notamment, elle…

▶ accroît le niveau d'énergie (y compris à l'entraînement);

▶ permet une meilleure concentration;

▶ favorise la diminution des rages de sucre ou de sel (en buvant de l'eau, on peut se rendre compte que notre faim était en fait une soif);

▶ aide à prévenir les maux de tête;

▶ améliore l'élimination des déchets du corps;

▶ embellit la peau;

▶ participe au métabolisme.

Il faut donc vous hydrater régulièrement durant la journée et augmenter votre hydratation les jours où vous vous entraînez.

La règle de base s'établit en fonction de vos besoins énergétiques, soit approximativement 1 millilitre par calorie à consommer, par jour. Cela équivaut à environ 1,5 à 2 litres pour les femmes et 2 à 2,5 litres pour les hommes.

VOILÀ qui met fin à l'explication du volet nutrition. Théoriquement, vous possédez maintenant tout ce qu'il vous faut pour vous prendre en main avec succès. Qu'est-ce qui peut maintenant vous aider à atteindre votre objectif de perte de poids? Vous l'avez deviné: votre motivation!

Je vous propose de lire la prochaine section, consacrée aux facteurs qui agissent sur le niveau de motivation; vous serez ensuite amplement outillé pour suivre le programme Transform® et en faire une réussite!

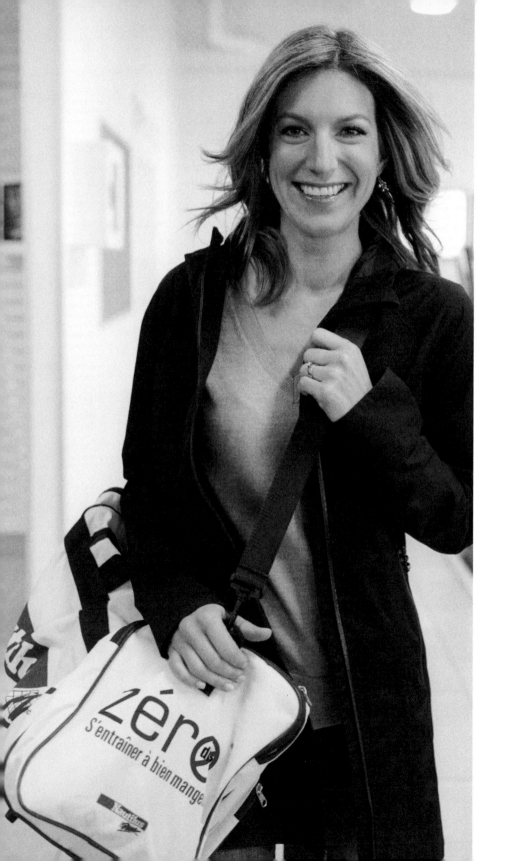

·4·

LA MOTIVATION :

TOUS LES SECRETS !

Pour réussir à changer, on doit modifier notre façon de penser et notre façon d'agir. En ce qui a trait au volet comportemental (agir), vous avez déjà tout en main pour obtenir de superbes résultats. Vous savez maintenant quoi manger, en quelle quantité et ce que vous devez accomplir dans votre programme d'entraînement. En ce qui concerne le volet psychologique (penser), vous devez prendre conscience de votre façon de penser actuelle et adopter l'attitude propice pour que les changements de comportements s'opèrent.

C'est ici que la motivation devient importante ! Quand on est motivé, on adopte des pensées qui nous aident à accomplir les gestes souhaités. Il est évident alors que plus on est motivé, plus nos chances de réussir sont grandes ! Que ce soit par des facteurs intrinsèques ou extrinsèques, chaque personne se mobilise différemment. Durant les premières semaines, il sera plus facile de trouver la motivation parce que vous verrez des résultats. Mais il arrivera un moment où les résultats ne seront pas au rendez-vous, et vous éprouverez peut-être alors de la difficulté à rester sur la bonne voie. Il ne faudra surtout pas abandonner parce que vous ne voyez plus les progrès qui devraient résulter de vos efforts! Dans ces moments, ce seront des facteurs plus intrinsèques, comme le sentiment d'accomplissement que vous procurera une séance d'activité physique bien faite, qui vous pousseront à poursuivre le programme. Il importe de bien réfléchir sur vos motivations afin que les changements de comportements que vous réalisez pour suivre le programme puissent se perpétuer même lorsque l'objectif ultime sera atteint.

Bien que vous ayez la ferme intention d'agir, votre désir de faire les efforts nécessaires doit être également très fort! Il vous faudra trouver la motivation à la fois pour entreprendre et maintenir la pratique régulière de l'exercice physique, et adopter les comportements alimentaires appropriés au quotidien. Voici donc plusieurs conseils qui vous aideront à trouver la motivation nécessaire pour opérer un changement de comportement et réussir votre prise en main une fois pour toutes.

CONSEIL DE **KARINE**

LES MINIDÉFIS PENDANT LE PROGRAMME

Les participants des diverses éditions du Défi Je me prends en main ont beaucoup aimé les petits défis hebdomadaires que nous leur proposions pour soutenir leur motivation et les amener à mieux voir leurs progrès. Je vous invite à votre tour à relever les minidéfis que je vous proposerai chaque jour. L'objectif consistera à développer de nouvelles habitudes de vie qui vous aideront à demeurer motivé pendant le programme. Ce sont de petites actions qui vous aideront à prendre confiance en vos capacités et qui vous feront réaliser qu'adopter un mode de vie sain n'est pas si difficile!

IL FAUT Y CROIRE!

Avant d'entamer la lecture de ce livre, vous aviez peut-être l'impression d'avoir tout essayé, sans succès. Vous aviez peut-être même perdu espoir quant à votre capacité de perdre du poids et de faire des gestes concrets pour améliorer votre qualité de vie. Lorsque nous avons connu des échecs, nous conservons souvent une image mentale négative de nous-même et notre confiance en

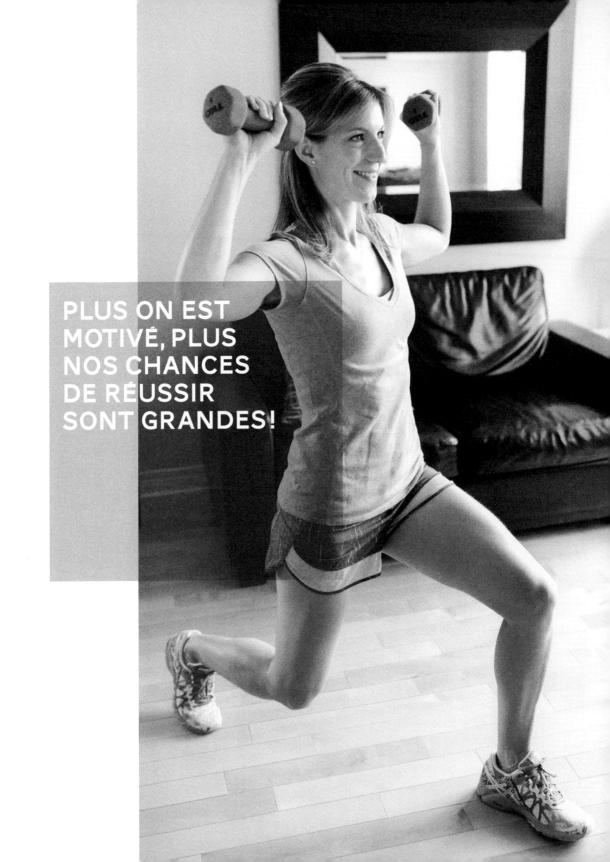

PLUS ON EST MOTIVÉ, PLUS NOS CHANCES DE RÉUSSIR SONT GRANDES!

notre capacité de réussir en est profondément affectée. Le dialogue que nous entretenons avec nous-même influe sur notre attitude et nos comportements, comme si nous nous donnions des excuses pour échouer avant même d'avoir commencé.

Vous arrive-t-il d'avoir des pensées qui pourraient vous bloquer, vous confiner au statu quo ? « J'ai toujours fait les choses à moitié », « Je ne serai pas capable de persévérer, comme d'habitude », « Mon père m'a toujours dit que je n'avais aucun don pour le sport », « Je n'ai jamais réussi à perdre du poids pour de bon, mon corps est fait pour avoir des rondeurs »… Faites attention, car sans vous en rendre compte, ce genre de pensées négatives peuvent nuire à votre cheminement. Nous avons parfois tendance à nous mettre des limites et à agir en fonction de nos expériences passées, et en particulier de nos échecs antérieurs. Si c'est votre cas, prenez-en conscience et remplacez ces pensées par des réflexions plus positives.

Si vous avez confiance en vos moyens, vous aborderez les situations avec plus d'enthousiasme, et vos chances de succès seront beaucoup plus grandes.

PENSÉE NÉGATIVE	PENSÉE POSITIVE
« Je ne suis pas capable, c'est trop difficile. »	« Je suis capable de réussir et j'ai confiance : ça va fonctionner. »
« C'est trop dur, je ne pourrai pas y arriver. »	« Go, go, go ! Encore cinq minutes d'effort ! »
« Je déteste m'entraîner ! »	« Ça va être amusant et, en plus, ça me donne du temps juste pour moi ! »
« Je n'ai pas envie d'aller m'entraîner ce soir, je suis fatiguée et j'aimerais tellement mieux faire autre chose… »	« Je me sens si bien une fois l'entraînement terminé ! »
« Ça ne sert à rien de manger santé, je ne vois aucun changement. »	« Je vais trouver une recette santé que j'adore et inviter un ami à partager mon repas. »
« Je peux réussir bien des choses, mais ça, ce n'est pas pour moi. »	« Je dois me donner la chance d'essayer ; je serai fier de moi après ! »

Durant ce programme, vous serez appelé à repousser vos limites. Non seulement vous réaliserez qu'il est possible de se prendre en main, mais vous serez étonné de voir à quel point votre corps est capable de s'adapter à l'effort qu'on lui impose.

Mettez-vous en tête des discours de réussite qui vont entretenir votre désir de faire ce qu'il faut pour obtenir ce que vous souhaitez. Reconnaissez vos succès de façon enthousiaste dès le départ. Il vous faudra accepter le dérangement que l'adoption de nouveaux comportements vous causera, mais votre perception de votre capacité de réussir déterminera l'ampleur de votre succès. Entreprenez ce programme avec conviction. Ayez confiance en vos moyens !

IL SUFFIT DE COMMENCER !

Aussi simple que cela puisse paraître, l'amorce du programme représente l'un des obstacles les plus importants au changement de comportement. Une fois le premier repas santé consommé et la première séance d'entraînement terminée, les perceptions se modifient, et la période de changement est officiellement enclenchée. Dès lors, un sentiment d'accomplissement

MARIE-ANDRÉE
ST-LOUIS, DÉFI 3

Sortir de ma zone de confort n'était pas facile. Faire des exercices musculaires m'amenait dans un univers inconnu, moi qui avais toujours privilégié des activités cardio. Les premières semaines ont donc été déstabilisantes, mais accepter de repousser mes limites m'a permis de faire des progrès inespérés.

CAROLE GASTAUD, DÉFI 2

Le meilleur conseil que je peux donner pour se prendre en main, c'est de faire preuve de détermination. Que rien ni personne ne vous empêche d'aller à vos séances d'entraînement ; elles sont nécessaires pour réussir à atteindre vos objectifs et à améliorer votre bien-être. Il faut être convaincu qu'en donnant son 100 % chaque fois, on finira par avoir les résultats escomptés.

GUILLAUME
LEDUC, DÉFI 3

Mes premières semaines ont été une période d'adaptation cruciale. Tout était nouveau. J'ai pris le tout une journée à la fois, ou plutôt un entraînement à la fois. Chaque matin, mon seul objectif était de tout accomplir avant la fin de la journée. Que ce soit mes 10 000 pas ou mon entraînement quotidien, je devais « simplement » les avoir faits avant de retourner au lit ! Déjà, après les deux premières semaines, j'avais trouvé des trucs pour me faciliter la tâche et mieux intégrer les changements dans mes habitudes de vie.

GENEVIÈVE
BOUTIN, DÉFI 2

Entourez-vous de gens positifs et inspirants, et n'hésitez pas à demander des encouragements et du soutien. Je me rappelle avoir écrit sur Facebook : « Le mercredi, c'est le milieu de la semaine ; c'est la journée que je trouve la plus difficile. » Et hop, j'ai reçu des phrases d'encouragement d'amis, et même d'autres candidats ! Ça fait du bien et ça donne de l'énergie. Il faut accepter d'avoir des faiblesses parfois et d'en faire part aux gens susceptibles de nous venir en aide.

MAXIM
BELLEMARE, DÉFI 1

Un des trucs que je donnerais serait d'en parler à son entourage. Ça permet de recevoir des encouragements, mais surtout ça aide à maintenir la cadence. **Je suis quelqu'un d'orgueilleux, et le fait d'en parler m'a stimulé.** Maintenant, je poursuis mes bonnes habitudes non seulement pour moi, mais aussi pour ne pas perdre la face devant mon entourage.

vous habite, ce qui en principe devrait être suffisant pour vous encourager à persévérer. Alors, établissez la date de départ, planifiez votre première semaine adéquatement et lancez-vous ! Allez-y une journée à la fois et souvenez-vous que meilleure est votre planification, meilleures sont vos chances de succès à long terme.

COMPTEZ SUR VOS PROCHES

Même si vous avez acquis la conviction que des choix alimentaires sains et de l'exercice vous seront bénéfiques, les commentaires de votre entourage peuvent jouer un rôle considérable dans l'adoption et le maintien de vos nouvelles habitudes de vie. Les mots d'encouragement de vos proches et de vos collègues stimuleront votre confiance et renforceront votre désir de persévérer. D'ailleurs, il semble qu'à long terme (après 12 mois), le soutien social est le facteur qui influe le plus sur le maintien d'un comportement physiquement actif.

Toutes les façons d'obtenir du soutien sont bonnes : un coup de téléphone à un ami, un souper avec votre « ange gardien » (voir p. 44), des contacts sur les réseaux sociaux, etc. Cette dernière approche a d'ailleurs beaucoup aidé les candidats des différentes éditions du Défi.

CHAQUE PETIT GESTE COMPTE !

Au-delà de la perte de poids, misez sur tous les effets bénéfiques que vous procure votre prise en charge. Les récompenses de vos efforts sont possiblement plus nombreuses que vous le croyez. La pratique régulière de l'exercice et l'adoption d'une alimentation saine ne servent pas seulement à diminuer le chiffre sur la balance ; elles vous permettent aussi d'aborder chaque nouvelle journée de votre vie en meilleure santé, et dans une condition physique et mentale optimale. Soyez fier de chaque choix sain que vous ferez durant votre cheminement. C'est l'accumulation de toutes ces petites victoires que vous réaliserez en cours de route qui vous permettra d'atteindre vos objectifs et d'adopter de façon permanente un mode de vie sain à la hauteur de vos désirs !

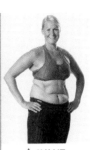

IVONA
MORAWSKA,
39 ANS, DÉFI 3,
A PERDU 26,7 LB
Mon entourage a joué un rôle très important durant le Défi, et le joue encore dans ma période de maintien. Ce que je mange, ils le mangent aussi. Ma fille, Anna, s'entraîne avec moi régulièrement. Ils sont toujours là pour m'encourager et me féliciter de mes exploits.

▲ AVANT
▼ APRÈS

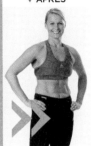

LES MEILLEURS CONSEILS POUR DEMEURER MOTIVÉ

REVENEZ À VOS MOTIFS INITIAUX

Quand vous sentez que les efforts sont plus difficiles à déployer, rappelez-vous les motifs qui vous ont incité à vous prendre en main. Dans les moments où la motivation baisse, on peut avoir tendance à faire des choix contestables (comme manger des aliments moins nutritifs ou sauter un entraînement) et chercher à se justifier en se disant que ce n'est pas un petit écart qui viendra tout chambouler. Prenez garde, car dans ces moments-là, on risque de perdre de vue l'objectif initial. Mettez immédiatement fin à ce début de cercle vicieux et relisez les raisons qui vous ont amené à vous prendre en main (voir p. 16).

Revenez à l'état d'esprit qui vous animait au départ. Souvenez-vous de l'inconfort qui avait envahi votre existence et qui assombrissait votre avenir. Ce n'est pas en cédant lorsque vous rencontrez des difficultés que vous vous rapprocherez de vos objectifs. Les difficultés font partie du processus ; concentrez-vous sur les bienfaits et le bien-être que vous retirerez si vous les surmontez. Vous avez apposé votre signature au bas du contrat « Je me prends en main » et vous devez honorer votre engagement. Un moment de défaillance est normal, et peut même être bénéfique, à la condition de faire les bons gestes lorsque la situation se présente.

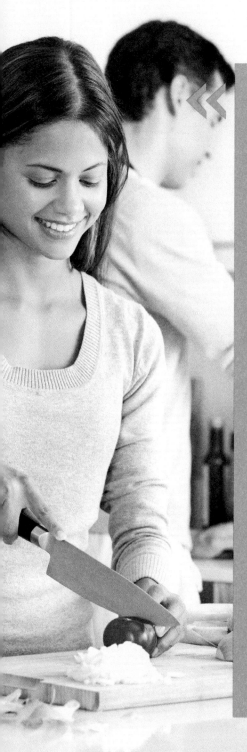

NATHALIE GRENIER, DÉFI 1

Lorsque j'ai commencé l'entraînement, très vite, j'ai remarqué des améliorations. Avant, j'étais essoufflée juste à monter les escaliers. J'avais mal au bas du dos, une blessure à l'épaule m'incommodait et j'avais souvent des maux de tête. Lorsqu'on me proposait de pratiquer un sport, je passais mon tour. Je n'étais pas en forme et j'avais perdu le goût de bouger. Après une seule rencontre avec mon entraîneur personnel et grâce à ses conseils, lors des séances d'entraînement suivantes, la douleur a peu à peu diminué, et mon niveau d'énergie a considérablement augmenté. Être active et bien m'alimenter m'a redonné le goût de bouger. Terminées la fatigue, les pertes d'intérêt et la déception d'avoir à dire non à ceux qui m'invitent à bouger. Finis les prétextes et les excuses ! Maintenant, je n'ai qu'une envie : être active et encourager mon entourage à en faire autant.

Sur le plan psychologique, mon surplus de poids affectait mes pensées et ma perception de moi-même. Une activité aussi banale qu'acheter des vêtements était devenue une vraie corvée. Au début de ma transformation, je remarquais les résultats de ma perte de poids et j'appréciais le processus dans lequel je m'étais engagée, mon nouveau choix de vie. De plus, comme mon sommeil et ma concentration s'amélioraient, cela m'incitait à reprendre des projets que j'avais mis de côté. Perdre ces livres que j'avais en trop et voir que je pouvais réussir cela en moins de temps que je l'aurais cru a été pour moi une révélation. L'entraînement est devenu une priorité dans ma vie. Je ne veux plus jamais revenir à la case départ. Je suis maintenant débordante d'énergie, de vitalité et d'entrain !

PRIVILÉGIEZ LES RELATIONS SAINES

Malgré le soutien de vos amis et des membres de votre famille, certaines influences peuvent nuire à la motivation. Votre détermination, la discipline dont vous faites preuve et vos succès pourraient facilement faire des envieux. Votre démarche pourrait même contrarier des personnes de votre entourage qui savent qu'elles ne font rien pour améliorer leur bien-être alors qu'elles auraient tout intérêt à vous imiter. Elles peuvent aussi craindre que votre relation change ou que votre amitié s'effrite parce que vos nouvelles habitudes risquent de les priver de votre présence. Ne négligez pas cette possibilité et, surtout, ne laissez pas les réflexions négatives vous ébranler. Voici des exemples de commentaires typiques de l'entourage souvent entendus par des personnes qui ont relevé le Défi:

Ces commentaires traduisent bien souvent l'inquiétude des personnes qui les émettent. Si seulement vous pouviez abandonner... Cela les conforterait dans leurs habitudes et les soulagerait du sentiment d'infériorité que provoque votre succès. Heureusement, il est aussi probable que votre réussite suscite de multiples louanges, marques d'approbation et encouragements.

Vous devrez savoir accepter les messages d'encouragement, mais aussi rejeter les remarques négatives. Soyez clair avec votre entourage et affirmez votre détermination à tenir votre engagement. Certaines de vos relations devront peut-être même être réévaluées. Adopter de nouveaux comportements demande beaucoup de volonté et d'efforts; facilitez-vous la tâche en privilégiant les relations qui vous offrent du soutien et de l'encouragement. Lutter contre vos propres tentations sera un défi suffisamment important sans qu'on vous en impose d'autres! Avec le temps et les résultats qui vont apparaître, les remarques négatives disparaîtront, et les remarques positives se multiplieront.

« **LAISSE TOMBER L'ENTRAÎNEMENT AUJOURD'HUI, TU T'ES DÉJÀ ENTRAÎNÉ DEUX FOIS CETTE SEMAINE!**

TU AS DÉJÀ PERDU PAS MAL DE POIDS, TU PEUX BIEN TE PERMETTRE UN PETIT EXCÈS DE TEMPS EN TEMPS.

TU PRÉFÈRES T'ENTRAÎNER PLUTÔT QUE DE PASSER DU TEMPS AVEC MOI?

PRENDS JUSTE UN PETIT MORCEAU DE GÂTEAU, JE L'AI FAIT POUR TOI!

IL ME SEMBLE QUE TU ES TOUJOURS AU GYM!

T'ES PLATE, TU BOIS MÊME PLUS DE VIN!

CHASSEZ LES EXCUSES !

L'humain a tendance à ne faire que ce qui lui procure une gratification instantanée. « J'ai envie d'avoir le nouveau iPad : je me l'achète », « Je n'ai pas envie de cuisiner : je commande quelque chose du restaurant », « Je n'ai pas envie de faire mon devoir : je le remets à plus tard et je vais voir ce qui se passe sur Facebook », bref, on préfère toujours faire ce qui nous plaît en premier et reporter les activités moins agréables, mais pourtant nécessaires.

Et pour remettre à plus tard une activité jugée moins agréable, il est facile de se trouver des excuses. « Je me sens fatiguée », « Je n'ai pas le temps », « Je dois m'occuper des enfants », « Je suis trop occupé », « Je dois faire le ménage »... Toutes ces excuses ne font que vous ramener dans le cul-de-sac dont vous cherchiez à vous sortir. Pourtant, tout le monde s'entend pour dire qu'après s'être entraîné ou après avoir terminé une tâche moins plaisante, on est toujours très fier. Le sentiment d'accomplissement est grand, et on ne regrette jamais de l'avoir fait, bien au contraire !

Il faut donc arrêter de se questionner et agir. Prenons l'exemple de nos candidats du Défi *Je me prends en main* : du jour au lendemain, ils ont intégré dans leur vie au moins quatre séances d'exercice physique hebdomadaires et ils ont changé leur alimentation, et ce, bien souvent, avec une famille, un travail, des enfants, etc. Comment ont-ils pu réussir cela ? Ils en ont fait une priorité, un point, c'est tout. Ils ont cessé de se donner des excuses pour ne pas passer

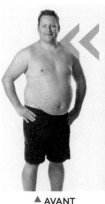

▲ AVANT
▼ APRÈS

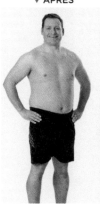

ÉRIC BLACK, 31 ANS, DÉFI 3, A PERDU 28 LB

Le jour de mon premier entraînement est venu. Comment l'oublier ? Je ne faisais que me plaindre et répéter : « Je ne suis pas capable ! » Mais cette phrase ne faisait pas partie du vocabulaire de mon entraîneur. Chaque jour, il me faisait prendre conscience que j'étais capable de tout avec du travail et de la persévérance. Du côté de l'alimentation, ma plus grande peur était de ne pas réussir, de tricher. À ma grande surprise, une force mentale que j'ignorais en moi m'a indiqué le droit chemin et j'ai finalement laissé tomber toutes les mauvaises habitudes qui étaient solidement ancrées dans ma vie. J'ai gagné beaucoup d'estime de moi. Ce Défi m'a permis de développer ma confiance en moi et en la vie.

à l'action. Une fois qu'on a décidé de se prendre en main, il ne faut plus laisser de place aux excuses!

Malgré tout, il arrive parfois des contretemps – nouveaux projets, changements d'horaire, urgences ou événements imprévus – qui modifient le calendrier planifié. Acceptez ces impondérables et réagissez de manière proactive pour les pallier.

CONTRÔLEZ VOS DÉRAPAGES

Sauter une séance d'exercice, prendre plusieurs verres de vin en une soirée, négliger son entraînement pendant tout un week-end, dévorer un morceau de gâteau un peu trop gros ou vider un sac de croustilles, de tels écarts peuvent ébranler votre motivation, vous culpabiliser et vous amener à douter de votre réelle volonté à persévérer.

Toutefois, les études menées auprès des personnes qui ont réussi à arrêter de fumer, à perdre du poids ou à adopter la pratique régulière de l'exercice physique montrent qu'il existe une série d'étapes à franchir avant d'acquérir le comportement voulu. Pour éliminer une mauvaise habitude et en adopter une bonne, il y a des étapes incontournables comme la préparation, le passage à l'action, le

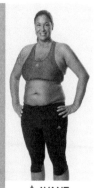

KRISTINA
NAGINIONIS, 42 ANS, DÉFI 3, A PERDU 24,2 LB

Ça m'a pris quelques semaines pour incorporer la nouvelle habitude de faire des lunchs santé tous les jours et de préparer des repas tous les soirs. C'était pas mal plus facile d'aller au resto les jours de semaine. Avant, les sorties au resto étaient une habitude de vie qui faisait partie de mon quotidien. Maintenant, elles sont réservées aux occasions spéciales ou sont une forme de dépannage lorsque je suis vraiment, mais vraiment, mal prise! Et, lorsque je vais au resto, mon choix de plats a fait un virage à 180°. La nourriture est toujours aussi bonne, mais mes plats sont beaucoup plus sains.

▲ AVANT
▼ APRÈS

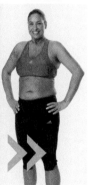

maintien et même... les rechutes, qui sont inévitables et font partie intégrante du processus de changement. Vous devez savoir que les rechutes sont normales, et que les gens font généralement plusieurs écarts de conduite avant de réussir à adopter de façon permanente un nouveau comportement. Il faut donc accepter les rechutes, mais à la condition de savoir comment les gérer lorsqu'elles surviennent.

La première règle : n'abandonnez surtout pas au premier écart. Ce n'est

CAROLINE
JOUBERT, 31 ANS, DÉFI 2, A PERDU 28,3 LB

Avant d'entamer ma perte de poids, la montagne me semblait insurmontable. J'avais environ 35 livres à perdre ! Je pouvais encore me servir d'excuses pour ne pas réussir à atteindre mes objectifs : il me faudrait trouver du temps et une gardienne, je devrais compter sur la compréhension de mon conjoint, je serais plus fatiguée parce que je ne dors pas assez, alors la perte de poids serait moins facile pour moi, etc. J'aurais pu continuer éternellement à me justifier. Mais j'ai fait le choix de voir la réalité telle qu'elle était, j'ai regardé droit vers mon objectif et j'y suis allée un repas, un entraînement, une journée et un objectif à la fois.

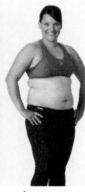

▲ AVANT
▼ APRÈS

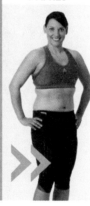

KRISTINA
NAGINIONIS, DÉFI 3

Il est important d'accepter qu'il y a de bonnes journées, de bonnes semaines... et de moins bonnes aussi. C'est normal. L'important est de garder les yeux sur l'objectif qu'on s'est fixé et de comprendre qu'on ne peut pas corriger des années de mauvaises habitudes et de mauvais choix en quelques jours... Donnez-vous du temps et donnez-vous une chance... mais ne vous donnez pas d'excuses !

pas parce que vous avez commis une erreur après plusieurs bons coups que vous manquez de caractère. Sachez en relativiser l'importance. Apprenez à reconnaître vos efforts de manière rationnelle. La façon dont vous réagirez après avoir raté une séance d'entraînement ou commis un écart alimentaire est cruciale. Se déprécier lorsqu'on commet une faute n'est pas constructif. Voyez plutôt cet écart comme un défi à relever et une occasion de développer votre capacité à le faire. Tout le monde a droit à l'erreur. Donnez-vous une autre chance si vous déviez de votre plan.

Chaque défi relevé renforcera la confiance que vous avez en vos moyens. Cette attitude plus positive vous permettra d'aborder les situations difficiles avec objectivité et vous mènera plus facilement au succès. Il faut donc profiter de vos éventuels écarts de conduite pour vous reprogrammer positivement et garder le cap sur votre objectif !

PRÉVOYEZ UN PLAN B

Évaluez vos habitudes et repérez les situations propices aux écarts de conduite. Que ce soit l'après-match de hockey avec les chums au resto à boire de la bière et à manger des ailes de poulet, les cinq à sept bien arrosés avec les collègues ou la pizza commandée lors des soirées de cinéma maison, ces occasions de dérapage sont susceptibles de compromettre vos nouvelles habitudes de vie. Sans éliminer totalement ces situations, commencez par réduire leur fréquence. Ensuite, songez à modifier votre façon d'aborder certaines habitudes. Après le match de hockey, accompagnez vos amis en limitant votre consommation à une ou deux bières. Prenez une collation santé avant de vous rendre au cinq à sept et commandez un verre d'eau pétillante citronnée. Cuisinez votre propre pizza pour vos soirées de cinéma maison. Parfois, il suffit d'user d'un peu de stratégie et de faire preuve d'imagination pour continuer à profiter des moments agréables sans compromettre votre programme !

CONSEIL DE KARINE

ALLOUEZ-VOUS 10 MINUTES !

Vous avez prévu une séance d'entraînement, mais vous n'avez pas assez d'énergie pour la faire… ou ça ne vous tente tout simplement pas ? Enfilez vos vêtements d'entraînement et allez-y quand même ! Rappelez-vous que vous devez être actif tous les jours. Faites un pacte avec vous-même et engagez-vous à faire au moins 10 minutes d'exercice ; vous pourrez ensuite décider si vous voulez poursuivre votre entraînement. Vous verrez, on dispose toujours d'assez d'énergie pour continuer et, dès qu'on s'est suffisamment activé physiquement pour prendre son rythme de croisière, il devient plus facile de faire des efforts et on réalise alors à quel point on a pris la bonne décision de poursuivre !

N'ABANDONNEZ SURTOUT PAS AU PREMIER ÉCART !

TRUC DE **PRO**
DES OUTILS POUR AUGMENTER LA MOTIVATION
par Xavier Jutras, entraîneur personnel

Puisque la perception de la dépense énergétique journalière peut être bien différente de la réalité, voici quelques outils fort utiles pour mesurer plus adéquatement cette dépense calorique et favoriser l'atteinte des objectifs fixés. Car en plus de mesurer, ils motivent à bouger davantage !

Les cardiofréquencemètres
(montres de type POLAR, Garmin, etc.)

Oubliez les montres qui n'affichent que la fréquence cardiaque ; les modèles des dernières années sont beaucoup plus évolués.

On peut s'attendre à trouver sur les modèles de qualité des informations telles que la distance parcourue, le temps, la cadence, les calories dépensées, les dénivelés et l'altitude. Certaines montres possèdent aussi des zones d'entraînement (plages de fréquences cardiaques) et des tests de forme physique. Pour la plupart de ces modèles, vous serez également en mesure d'enregistrer vos parcours.

Bien qu'elles soient souvent utilisées pour la course et le vélo, il en existe maintenant qui permettent aux nageurs d'avoir accès aux mêmes informations.

Durant l'activité physique, il est parfois difficile de consulter sa montre étant donné la petitesse de l'écran. Sachez qu'il est généralement possible de synchroniser la montre avec votre ordinateur. Vous pourrez ainsi mieux planifier vos entraînements et vous assurer d'avoir une bonne progression.

Les bracelets de type accéléromètre
(Polar Loop, Nike Fuel Band, Fitbit Force, JawboneUP24, etc.)

Ces bracelets utilisent un accéléromètre (au lieu d'un GPS) pour quantifier et mesurer l'intensité de vos déplacements sur 24 heures. Chaque geste est comptabilisé, vous donnant un portrait global de votre niveau d'activité. Certains modèles vont même calculer la durée et la qualité du sommeil et vous proposer des activités supplémentaires pour vous aider à atteindre votre objectif de dépense calorique quotidien. Vous pouvez les synchroniser avec un ordinateur et consulter les calories dépensées chaque jour. Avec un tel bracelet, vous prendrez davantage conscience que chaque geste compte. Il existe des outils qui jumellent le cardiofréquencemètre à l'accéléromètre, par exemple le Polar M400.

Le podomètre

Le podomètre constitue une option peu coûteuse pour vous donner une estimation du nombre de pas effectués dans votre journée. Il ne fait pas que compter vos pas, il vous motive à vous lever et à marcher plus. Et quand vous marchez plus, vous améliorez votre niveau d'activité physique journalier, ce qui a pour effet d'augmenter la quantité totale de calories brûlées !

Visez entre 8 000 et 10 000 pas par jour, ce qui équivaut à un peu plus d'une heure de marche. Rappelez-vous que ce nombre de pas est cumulatif : il suffit de multiplier les déplacements tout au long de la journée pour y arriver. Portez le podomètre dès votre sortie du lit le matin et jusqu'à votre retour au lit le soir, mais évitez de le porter lors de vos séances d'entraînement.

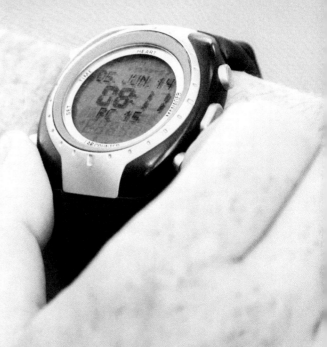

LE WEEK-END : NE CHANGEZ PAS VOS BONNES HABITUDES

Événements sociaux où la nourriture et l'alcool abondent, horaire moins structuré, fatigue accumulée durant la semaine, sentiment de liberté favorisant le relâchement, les week-ends peuvent être propices aux excès. Inutile de vous priver de tout divertissement et de vous barricader chez vous avec pour seules activités celles qui sont prévues dans votre programme. Voici des suggestions relativement simples qui vous éviteront de devoir recommencer à zéro chaque lundi matin !

APPLIQUEZ L'HORAIRE DE SEMAINE

▸ Les bonnes habitudes de la semaine peuvent très bien se garder la fin de semaine. L'idéal est de respecter le même horaire de repas et de collations que pendant la semaine. Mangez toutes les deux ou trois heures. Encore une fois, la planification de vos entraînements et de vos repas fera toute la différence.

▸ Nous avons souvent tendance à voir les fins de semaine comme des vacances ; le problème, c'est qu'il y en a 52 par an, ce qui donne 104 jours, soit plus du quart de l'année. Vous devez donc apprendre à gérer ce temps précieux pour profiter de la vie tout en suivant votre programme Transform® !

▸ N'oubliez pas de planifier votre horaire d'entraînement. Le temps file très vite le week-end, et si vous n'y prenez pas garde, vous réaliserez trop tard que vous avez totalement omis vos séances d'entraînement !

CAROLINE JOUBERT, DÉFI 2

Mon plus grand défi a été de transformer les rencontres entre amis à (trop) boire, (trop) manger et discuter autour d'une table pendant plusieurs heures. J'ai opté pour des repas écourtés précédés ou suivis d'une marche de santé avec mes invités qui, en fin de compte, s'en portaient mieux et se sentaient plus légers en quittant la maison, et m'en faisaient part. Lors de mon anniversaire de trente ans, au lieu d'organiser une soirée où l'on ne ferait que boire et manger, mon entourage a prévu une journée d'activités – patinage, quilles et marche –, suivies d'un repas. Mon gâteau, cette année-là, ne contenait ni farine ni sucre : ma famille avait plutôt opté pour un montage de fruits en forme de gâteau. Le moment que nous avons passé ensemble était caractérisé par la bonne humeur, les rires, l'enthousiasme, l'énergie stimulante qui émanait du groupe et le bonheur d'être réunis entre amis.

ATTÉNUEZ LES CONTRECOUPS D'UN GROS SOUPER

Si vous prévoyez un gros repas durant le week-end, compensez les excès que vous pourriez commettre en vous alimentant de façon impeccable lors des repas précédents. Décidez à l'avance du nombre de consommations que vous prendrez au repas, en n'oubliant pas que l'alcool inhibe la sensation de satiété, ce qui incite à manger davantage (voir p. 115). Prenez un verre d'eau pour chaque consommation d'alcool. Veillez aussi à vous entraîner le jour du repas et le lendemain.

PRÉVOYEZ DES COLLATIONS

Les fins de semaine sont propices aux emplettes et au magasinage. Comme ces activités peuvent prendre plusieurs heures, prévoyez une collation santé. Dans l'auto ou le sac à main, traînez des noix, des mini-carottes, une pomme, des craquelins de grains entiers ou même de petits formats de boîtes de thon pour toujours avoir à portée de main une collation saine.

PROFITEZ-EN POUR BOUGER PLUS

Le week-end, optez pour des activités physiques plutôt que pantouflardes. Mettez à votre agenda des activités physiques ou sportives à l'extérieur du gym. Joignez l'utile à l'agréable : une randonnée à vélo, du patin à roues alignées, une marche en montagne, du ski de fond, de la raquette, etc. Déterminez d'avance la journée où vous pratiquerez ces activités et incitez vos amis ou votre famille à se joindre à vous. Apportez un lunch santé et pique-niquez en cours de route ou une fois l'activité terminée. Faites-en une habitude hebdomadaire.

> ## MARIE-ANDRÉE
> ### ST-LOUIS, DÉFI 3
> Les journées où j'avais le plus de difficulté à me mobiliser pour aller au gym étaient le samedi et le dimanche, parce que je me disais que j'avais tout mon temps. Je faisais donc toutes sortes de choses sans établir de priorités, et je me retrouvais souvent en fin d'après-midi sans avoir fait ma séance d'entraînement.

QUAND LES RÉSULTATS NE SONT PAS AU RENDEZ-VOUS

Vos progrès semblent stagner ? Vous ne voyez pas de changement sur le pèse-personne depuis plus de deux semaines ? Vous avez pourtant l'impression de consacrer autant d'énergie à l'entraînement et d'investir autant d'efforts dans votre alimentation qu'à vos débuts ? Quelques

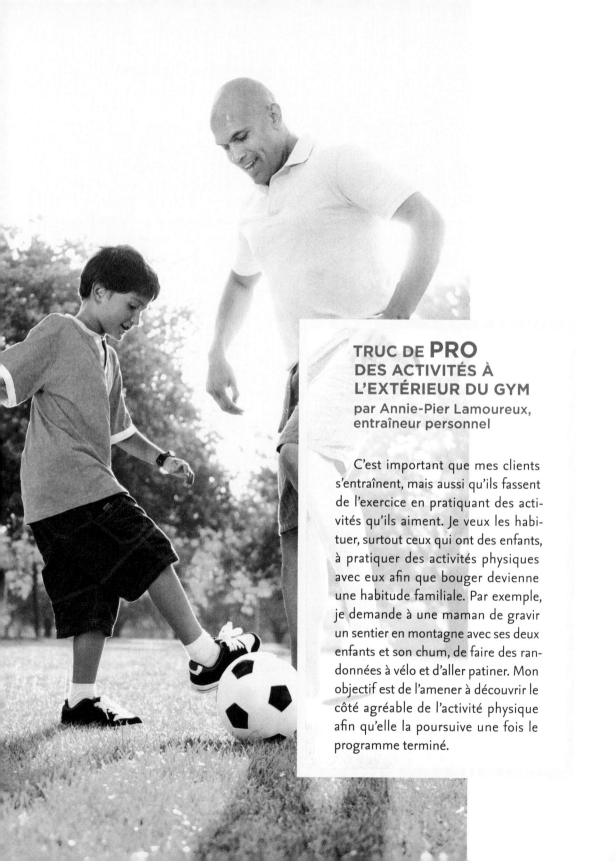

TRUC DE **PRO**
DES ACTIVITÉS À L'EXTÉRIEUR DU GYM
par Annie-Pier Lamoureux,
entraîneur personnel

C'est important que mes clients s'entraînent, mais aussi qu'ils fassent de l'exercice en pratiquant des activités qu'ils aiment. Je veux les habituer, surtout ceux qui ont des enfants, à pratiquer des activités physiques avec eux afin que bouger devienne une habitude familiale. Par exemple, je demande à une maman de gravir un sentier en montagne avec ses deux enfants et son chum, de faire des randonnées à vélo et d'aller patiner. Mon objectif est de l'amener à découvrir le côté agréable de l'activité physique afin qu'elle la poursuive une fois le programme terminé.

facteurs peuvent expliquer ce phénomène qui, en soi, est tout à fait normal !

Le problème vient du fait que la grande majorité des gens qui atteignent un plateau croient qu'en persistant dans leurs habitudes, ils vont réussir à réenclencher leurs progrès. De nombreux candidats du Défi *Je me prends en main* ont expérimenté une période de stagnation de quelques semaines, mais avec des changements simples à leur programme, les résultats ont toujours fini par se concrétiser. Le corps humain possède une grande faculté d'adaptation à l'effort, en particulier lorsqu'il est soumis à des exercices efficaces et alimenté sainement ! Les causes d'un plateau sont variées, alors, avant de vous décourager, lisez ce qui suit pour les comprendre et apporter les changements appropriés.

FAITES-VOUS RÉELLEMENT CE QUE VOUS DITES ?

C'est l'une des premières questions à se poser. Notre perception de ce qu'on accomplit chaque jour peut être différente de la réalité ! Vous mangez peut-être plus que vous le croyez ? Vous ne vous entraînez peut-être plus aussi souvent qu'à vos débuts ? Vous avez peut-être commencé à moins bien calculer vos portions alimentaires ?

Je vous conseille de tenir un journal quotidien. Prenez le temps de noter tout ce que vous faites tant sur le plan de l'entraînement que celui de l'alimentation.

Pendant au moins trois jours, notez la durée de vos séances, le type d'exercices que vous faites et leur intensité, ainsi que tout ce que vous mangez et buvez, en précisant le moment et les quantités de vos repas et collations. Décrivez aussi vos émotions quand vous les ressentez. Cet exercice vous permettra d'une part de mieux vous connaître et d'autre part de cibler les situations qui vous poussent à manger davantage et bouger moins. Vous pourrez mieux comprendre pourquoi vos comportements actuels concordent avec l'absence de progrès et apporter les correctifs nécessaires.

LA PRINCIPALE RAISON DE L'ATTEINTE D'UN PLATEAU

La perte de poids est possible grâce à un déséquilibre énergétique créé entre la quantité de calories consommées et la quantité de calories dépensées. L'atteinte d'un plateau peut signifier un retour à l'équilibre énergétique : la quantité de calories consommées équivaut à la quantité de calories brûlées. Même si vous continuez à manger les mêmes portions et à faire les mêmes exercices, ce n'est plus suffisant pour générer une perte de poids. Pourquoi ?

Voici une explication à votre problème : comme vous avez perdu du poids, votre corps est plus léger. Aussi, bouger et vous déplacer vous est plus facile. Les mêmes activités que vous faisiez au début du

POURQUOI VOTRE POIDS
STAGNE-T-IL ?

Posez-vous ces questions ; elles vous donneront certainement des pistes de réflexion. Dans la dernière semaine...

1 Combien de bonnes nuits de sommeil avez-vous eues ?

2 Avez-vous vécu des épisodes de fatigue ou de somnolence ?

3 Sentez-vous que vous avez récupéré suffisamment après vos entraînements ?

4 Avez-vous l'impression de vous être beaucoup restreint/restreinte sur le plan de l'alimentation ?

5 Votre emploi du temps a-t-il changé ?

6 Avez-vous trouvé difficile de vous alimenter selon les recommandations de votre programme ?

7 Combien de repas avez-vous pris en groupe (avec les amis, la famille) ?

8 Combien de repas avez-vous pris seul/ seule ?

9 Avez-vous vécu des épisodes stressants ?

10 Avez-vous augmenté ou diminué l'intensité de vos séances d'entraînement ?

11 Avez-vous eu de la difficulté à vous endormir ?

12 Avez-vous eu des épisodes de faim intense ?

13 Avez-vous vécu des épisodes de gavage ?

14 Combien de séances d'entraînement avez-vous faites ?

15 Avez-vous diminué la quantité de vos activités physiques en dehors de vos séances d'entraînement structurées ?

programme exigent dorénavant moins d'efforts. Vous brûlez donc moins de calories que lorsque vous étiez plus lourd. Et, comme vous êtes moins gras, votre métabolisme au repos a aussi diminué. Vous n'avez plus à manger autant pour combler vos besoins. Même si le programme Transform® prévoit des moments précis pour recalculer vos besoins et votre dépense énergétiques, il peut être utile de comprendre comment résoudre ce problème.

RÉENCLENCHEZ LA PERTE DE POIDS

Il y a peut-être lieu de revoir la quantité et la qualité de vos apports caloriques (vos repas et collations) et de recalculer votre dépense énergétique journalière (la quantité de calories brûlées chaque jour). En effet, pour réussir à relancer le processus de perte de poids, vous devez recréer un déséquilibre énergétique d'une part en augmentant la dépense énergétique (les calories brûlées par les activités et l'exercice physique) et, d'autre part, en diminuant le nombre de calories que vous consommez. Gardez toutefois en tête que si vous ne mangez pas suffisamment, la perte de poids n'aura pas lieu. Si vous faites de l'exercice à haute intensité sans vous accorder le temps nécessaire pour bien récupérer et que vous ne vous nourrissez pas de façon adéquate, vous n'atteindrez pas non plus les résultats escomptés. Voici donc les deux façons de procéder.

1 COUPEZ ENCORE DANS LES CALORIES, MAIS PAS TROP !

Vous pouvez réduire le nombre de calories consommées chaque jour, mais vous ne devez pas consommer moins que la quantité requise par votre métabolisme au repos. Pour l'évaluation de vos besoins en calories, je vous invite à refaire le calcul de votre dépense énergétique totale (voir p. 153). Ce recalcul est d'ailleurs prévu à deux reprises durant le programme (reportez-vous aux calendriers des pages 169 à 183 pour savoir quand).

2 MODIFIEZ LE CONTENU DE VOS SÉANCES D'ENTRAÎNEMENT

Après un moment, votre corps s'habitue à faire les mêmes exercices et devient plus efficace, ce qui signifie que vous brûlez moins de calories pour un effort similaire. Le programme Transform® a été conçu de façon à favoriser une dépense calorique de plus en plus élevée. Vous devez donc vraiment fournir les efforts demandés lors de vos séances d'entraînement et respecter la fréquence suggérée.

SOYEZ PLUS ACTIF

Voici quelques trucs pour augmenter votre dépense calorique.

▶ Comme votre capacité cardiovasculaire s'est améliorée, augmentez l'intensité : pédalez avec plus de résistance, accentuez votre amplitude de mouvement lors de cours de groupe, accélérez la cadence de votre course, etc. Bref, trouvez une façon de faire grimper votre fréquence cardiaque !

▶ Augmentez la durée totale de vos séances d'activités cardio au choix.

▶ Ne négligez pas vos séances d'exercices musculaires et revoyez à la hausse les charges soulevées. Souvenez-vous que les dernières répétitions de chacun des exercices musculaires doivent toujours être difficiles à terminer. Choisissez vos poids en conséquence.

▶ Changez de type d'activité. Si vous aviez l'habitude de marcher, faites du vélo ; si vous nagiez, utilisez un appareil elliptique ou participez à des cours de Zumba, etc. La pratique d'activités cardiovasculaires variées déclenche de nouvelles adaptations physiologiques, et la sollicitation de différents groupes musculaires favorise l'atteinte d'une meilleure condition physique.

Mais attention : évitez de modifier toutes ces variables en même temps. Modifiez-en une à la fois. Si possible, faites plus d'exercice et bougez davantage durant la journée. En dehors de vos séances d'entraînement, essayez de marcher plus, de monter plus d'escaliers, de vous lever plus souvent pendant la journée au travail. Bref, trouvez des façons d'être plus actif !

D'AUTRES FACTEURS À ENVISAGER

LA QUALITÉ DE VOTRE SOMMEIL

Lorsque le processus de déséquilibre énergétique est réenclenché et que, malgré tout, votre poids corporel stagne, il y a lieu de se pencher sur d'autres facteurs, dont le sommeil.

Si vous dormez peu, si vous allez au lit très tard ou encore si votre sommeil est perturbé, l'atteinte de votre objectif de perte de poids peut être compromise. Un sommeil profond et d'une durée suffisante est essentiel à votre santé au même titre que l'exercice et une saine alimentation. Le manque de sommeil causé par des nuits trop courtes ou de mauvaise qualité peut nuire au fonctionnement normal de votre métabolisme.

Le processus par lequel le manque de sommeil influe sur votre capacité à perdre du poids peut aussi être lié à vos hormones. En effet, diverses hormones sont sécrétées pendant certaines phases du sommeil, dont la ghréline et la leptine. La ghréline est l'hormone de la faim : elle stimule l'appétit. La leptine est l'hormone de la satiété : elle supprime l'appétit. Lorsque nous manquons de sommeil, notre corps sécrète plus de ghréline et moins de leptine. Conséquence : nous avons tendance à manger davantage !

L'autre aspect fondamental à ne pas négliger est celui de la récupération entre

CÉLINE
BISSONNETTE, DÉFI 1

À l'aube de mes cinquante ans, ma qualité de vie commençait à m'inquiéter. Même si ma santé était bonne, je sentais que je devais agir pour la préserver et même l'améliorer. Mon sommeil n'était plus aussi récupérateur. Mes réveils (à 5 heures) étaient plus difficiles. Les chaleurs reliées à ma préménopause perturbaient mon sommeil et commençaient aussi à avoir des conséquences négatives sur mon quotidien. Pendant le Défi et depuis, mon sommeil n'a jamais été aussi profond et réparateur. J'aime dire que j'ai gagné une heure de vie par jour, car je n'ai pas besoin d'autant d'heures de sommeil. Cela équivaut à trois cent soixante-cinq heures par année en bonus !

les séances d'entraînement. Le corps a besoin de temps pour se reconstruire afin de fonctionner de façon optimale et d'être plus performant lors des séances suivantes (voir p. 75). Avec une bonne nuit de sommeil, vous optimisez le processus de récupération, ce qui vous permettra d'entreprendre vos prochaines séances d'entraînement avec vigueur et efficacité, et d'obtenir une plus grande dépense calorique.

Accordez-vous tous les jours une bonne nuit de sommeil d'une durée de sept à neuf heures. Voici quelques trucs pour optimiser votre sommeil.

▶ Lorsque les journées vous semblent trop courtes, au lieu de vous priver de sommeil, sacrifiez des activités négligeables, comme regarder la télévision ou surfer sur Internet. La nuit de sommeil n'est pas une banque de temps dans laquelle on peut piger sans limites... et sans conséquence !

▶ Tout ce qui contient de la caféine, comme le café, le thé, le yerba maté, les boissons énergisantes, les boissons gazeuses et le chocolat, devrait être évité le soir. La caféine stimule le système nerveux et altère l'activité de deux neurotransmetteurs indispensables à l'induction du sommeil : la mélatonine et l'adénosine.

▶ Au souper, évitez de prendre...
  ■ un repas trop riche en protéines, car une trop grosse portion

GENEVIÈVE DEXTRAZE, 39 ANS, DÉFI 2, A PERDU 16,2 LB

Je suis une personne très stressée. Avant, j'avais beaucoup de sautes d'humeur liées à des angoisses que je n'arrivais pas à gérer. **Depuis que je me suis prise en main, je me débarrasse de mon anxiété en m'entraînant.** Quand j'ai une mauvaise journée ou que je suis très stressée, je vais au gym, je mets mon iPod et je cours avec énergie sur le tapis. Je vous garantis que ça fait du bien !

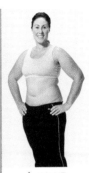
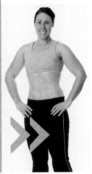

▲ AVANT
▼ APRÈS

VOUS ÊTES EN TRAIN DE DÉCOUVRIR LA MEILLEURE FAÇON DE PRENDRE SOIN DE VOUS AUJOURD'HUI, DEMAIN ET POUR LES ANNÉES À VENIR!

TRUCS DE **PRO**
6 CONSEILS POUR MIEUX GÉRER LE STRESS
par Vanessa Martin,
Dt.P., nutritionniste

1 Trouvez le réconfort ailleurs que dans la nourriture : lisez un bon roman, marchez à l'extérieur, allez voir une comédie au cinéma ou offrez-vous une séance de lèche-vitrine. Les possibilités ne manquent pas pour décompresser !

2 Ne vous culpabilisez surtout pas si vous cédez à la tentation de consommer des aliments gras ou sucrés : cela ne fera qu'exacerber votre stress et pourrait vous pousser à dévorer la tarte en entier.

3 Tenez un journal dans lequel vous inscrirez tous les aliments que vous mangez ainsi que vos états d'âme. Cela vous permettra de mieux vous connaître et de repérer les situations qui vous poussent à manger.

4 Prenez des pauses fréquentes lorsque vous devez accomplir une tâche exigeante et mangez des collations nutritives.

5 L'exercice physique entraîne la libération d'endorphines qui provoquent une sensation de détente et de bien-être. Ne négligez surtout pas vos séances d'exercice en période de stress.

6 La méditation peut vous aider à transformer positivement la façon dont vous réagissez aux événements moins agréables. Sa pratique peut aussi contribuer à réduire les symptômes associés au stress.

de viande et substituts (la portion recommandée a la grosseur d'un jeu de cartes) nuit au sommeil en favorisant la production de dopamine, un neurotransmetteur associé entre autres à l'activité motrice et à l'agressivité. De plus, les protéines ralentissent la digestion et augmentent la température corporelle. Or, le sommeil profond est favorisé par l'abaissement de la température du corps ;

■ un repas riche en matières grasses, car, en grande quantité, les lipides, eux aussi, ralentissent la digestion et augmentent la température corporelle.

VOTRE NIVEAU DE STRESS
Le stress dans votre vie personnelle ou professionnelle peut nuire à vos efforts de perte de poids. Certaines personnes stressées perdent l'appétit, mais le changement hormonal qu'engendre le stress peut donner l'envie de grignoter et augmenter l'appétit. Les effets du stress sur le poids varient d'une personne à l'autre selon la manière dont il est géré. Certaines personnes vont avoir tendance à sauter des repas et à perdre du poids, alors que d'autres vont se ruer sur des aliments riches en calories pour combler le besoin de

réconfort que le stress engendre. Les aliments consommés pour soulager le stress sont généralement riches en sucre et en gras ; ils stimulent le centre du plaisir de notre cerveau et nous apportent satisfaction et bien-être. Pas surprenant qu'on se tourne vers le pot de crème glacée quand on ressent de l'angoisse ou du chagrin ! Ces excès caloriques entraînent inévitablement un gain de poids.

De plus, il semble que le stress ralentisse le métabolisme au repos, ce qui veut dire qu'une personne stressée qui mangerait les mêmes portions qu'à l'habitude ne brûlerait pas autant de calories. Bref, quand on est en état de stress, notre corps n'est pas en mesure de bien digérer, d'assimiler correctement les nutriments et de brûler efficacement les calories.

Le corps réagit différemment à la perte de poids selon l'âge, le sexe, le nombre de diètes dans le passé, les hormones, etc. C'est pourquoi de nombreux petits changements peuvent être nécessaires pour réamorcer le processus

de perte de poids. Chose certaine, vos efforts ne sont jamais vains, car même si le chiffre sur le pèse-personne n'est pas celui que vous espérez, votre santé, elle, en profite déjà grandement. Soyez patient !

Rappelez-vous que votre motivation trouve sa source dans les motifs de votre décision de vous prendre en main, et que, parfois, les remises en question ne font que retarder le passage à l'action. Faites-vous confiance sur les motifs qui vous ont poussé à commencer, et souvenez-vous que vous ne serez jamais déçu d'avoir fait un choix santé ! Finalement, gardez en tête que le programme Transform® vous donne des outils pour adopter et maintenir un mode de vie sain. Ce n'est donc pas une expérience limitée dans le temps : vous êtes en train de découvrir la meilleure façon de prendre soin de vous aujourd'hui, demain et pour les années à venir ! Naturellement, une fois votre objectif atteint, certains changements seront nécessaires pour vous aider à entrer dans la période de maintien.

MAINTENANT, suivez à la lettre le programme d'exercice Transform® ainsi que le programme de nutrition Zéro Diète. Vous avez vraiment tout en main pour réussir ! N'hésitez pas à consulter à nouveau les parties 2, 3 et 4 pour vous aider tout au long des 12 semaines. Référez-vous aux calendriers (voir p. 169) pour commencer officiellement le programme. Je vous donne rendez-vous à la prochaine section, une fois votre programme terminé !

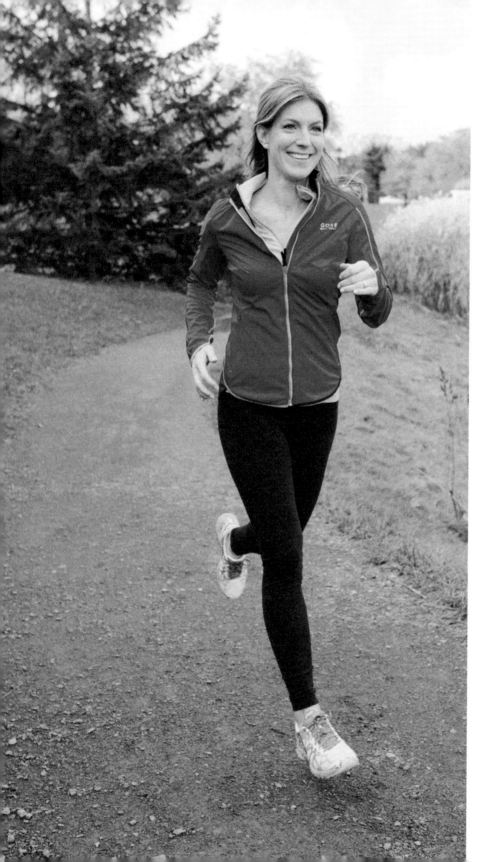

·5·

LE MAINTIEN :

LE PROCHAIN DÉFI !

Vous avez travaillé fort et vous avez réussi à perdre plusieurs livres de gras. Félicitations ! Tous ceux et celles qui l'ont déjà fait savent que ce n'est pas facile, mais que c'est très gratifiant. Ils vous diront aussi que la perte de poids ne représente que la première étape. Dorénavant, votre objectif consiste à maintenir votre nouveau poids et à jouir des bénéfices quotidiens que vous procurent votre bonne condition physique, votre silhouette amincie et votre meilleure santé !

Les bonnes habitudes de vie que vous avez acquises durant le programme doivent continuer à faire partie de votre quotidien. Je vous indiquerai quelques changements à apporter aux conseils et recommandations prodigués dans les chapitres précédents et je vous en donnerai de nouveaux pour vous accompagner dans la phase de maintien.

LES FACTEURS DE SUCCÈS
POUR LE MAINTIEN DU POIDS

Les recherches sur la capacité des gens à maintenir leur poids après en avoir perdu une quantité importante nous fournissent des pistes concrètes sur les facteurs de réussite et d'échec.

De façon générale, les personnes qui ont réussi à maintenir leur poids...

▶ savent qu'elles doivent demeurer vigilantes quant à la quantité et à la qualité de la nourriture qu'elles consomment, ainsi qu'à la quantité d'activité physique nécessaire pour maintenir leur nouveau poids ;

▶ se perçoivent comme plus minces qu'avant ;

▶ ont pris le temps de dresser un plan pour leur phase de maintien. Ce plan incluait la pratique régulière de l'exercice, une nouvelle façon de manger, avec moins de gras et de sucre, plus de fruits et de légumes, et une moins grande quantité totale de nourriture. Elles ont aussi changé la façon de cuire leurs aliments (pas de friture) ;

▶ sont patientes et se fixent de petits objectifs atteignables ;

▶ ont fait des efforts pour éviter de se placer dans des situations de privation pendant la période de perte de poids.

Les personnes qui n'ont pas réussi à maintenir leur poids...

▶ perçoivent les aliments du plan alimentaire comme des aliments spéciaux et différents de la nourriture que leur famille pourrait consommer. La poursuite de leur plan alimentaire n'est donc plus possible quand ils reviennent à leur « vraie vie » ;

▶ se sentaient privées pendant la période de perte de poids et sont vite retombées dans leurs anciennes habitudes ;

▶ ont expliqué leur regain de poids comme une réponse à un événement négatif dans leur vie qui les a empêchés de garder leurs bonnes habitudes, comme de préparer leurs repas et de faire de l'exercice ;

▶ dans bien des cas, ont admis être étonnés de la vitesse à laquelle ils avaient repris le poids perdu ;

▶ se trouvent encore trop gros, ne sont pas satisfaits, désirent toujours être plus minces et n'arrivent pas à aimer leur image corporelle.

Les raisons qui vous motivaient tout au long du programme seront peut-être différentes de celles qui vous inciteront à maintenir votre nouveau mode de vie. Par exemple, votre volonté de vous entraîner viendra plutôt du plaisir inhérent à l'activité physique ou au fait de relever un défi personnel. Disons que l'idée générale sera de continuer à prendre soin de vous !

Dans cette section, vous pourrez aussi vous inspirer des témoignages de candidats qui ont maintenu leur poids et qui vivent chaque jour en savourant leur succès. Je souhaite vous offrir les meilleurs conseils possible afin que votre perte de poids soit une réussite à long terme. Chose certaine, en lisant et en appliquant ce qui suit, vous aurez tout ce qu'il vous faut pour y arriver !

GUILLAUME
LEDUC, 33 ANS, DÉFI 3, A PERDU 52 LB

Lorsque j'ai décidé de me prendre en main, il était clair qu'il n'y aurait pas de retour en arrière. Je pense encore de cette façon et j'en suis même encore plus convaincu… Je n'ai pas sué autant pour rien ! Savoir que 3 500 calories dépensées équivalent à la perte d'une livre est assez convaincant. Pas question de reprendre le poids après autant d'efforts. C'est aussi le succès de mon programme qui me motive à continuer. Les 12 semaines du Défi ont passé si vite pour moi et j'ai tellement eu de petites réussites tout au long du parcours que je vois la phase de maintien comme une continuation. C'est en travaillant fort pour intégrer les changements dans mes habitudes de vie, et non pas en me forçant temporairement pour les appliquer, que j'ai trouvé la clé du succès. Je ne voyais pas ce que je faisais comme un sacrifice, mais comme un choix.

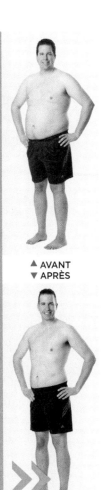

▲ AVANT
▼ APRÈS

SAVOUREZ VOTRE SUCCÈS !

Les choses vont si vite dans notre vie qu'on ne prend pas souvent le temps de célébrer nos réalisations. Alors, aujourd'hui, prenez un moment pour faire le bilan. Regardez-vous dans le miroir et contemplez le résultat de votre cheminement. Tirez de la fierté de chacun de vos succès, les petits comme les grands ; réjouissez-vous pour chaque minidéfi que vous avez relevé, félicitez-vous pour chaque choix sain que vous avez fait et pour chaque séance d'entraînement que vous avez terminée à la sueur de votre front. En plus du chiffre sur la balance, qui est un reflet partiel de votre travail acharné, appréciez

CONSEILS DE **KARINE**

CÉLÉBREZ VOS RÉSULTATS !

Partagez votre succès avec vos amis, votre famille, votre partenaire de vie. Faites-leur part de ce que vous avez réalisé tout en les remerciant pour leur appui. Que ce soit pendant ou après ce programme, leur soutien est si important ! Conviez-les à célébrer avec vous votre réussite. Ils seront plus que contents de vous féliciter et continueront de vous accompagner dans la prochaine étape.

MESUREZ L'AMPLEUR DE VOS PROGRÈS

Je vous invite aussi à comparer votre condition physique de départ à votre condition physique actuelle. Retournez à la partie 1, reprenez toutes vos mesures et inscrivez vos nouveaux résultats. Profitez-en pour dresser la liste de tous les changements que vous avez apportés dans votre mode de vie et de leurs effets sur votre qualité de vie. Affichez cette liste à un endroit bien visible. Chaque fois que vous la verrez, elle vous motivera à maintenir votre nouveau mode de vie.

les changements corporels qui se sont concrétisés : la diminution de votre tour de taille, votre ventre plus plat, vos fesses et vos bras tonifiés, etc. Prenez aussi conscience des bénéfices psychologiques que vous en tirez, de la confiance que vous avez acquise au fil des semaines et de la sensation de bien-être qui s'est emparée de vous. J'en profite pour vous dire d'y prendre goût, car ce n'est que le début !

PRENEZ CONSCIENCE DU CHEMIN PARCOURU

Pour bien réaliser vos progrès, comparez vos anciennes habitudes à votre mode de vie actuel. Quels sont les principaux changements qui ont eu lieu dans votre quotidien ? Quelle place prenait l'exercice physique dans votre vie avant le programme ? Quelle perception avez-vous dorénavant de l'exercice ? De quelle façon votre alimentation a-t-elle changé ? Mangez-vous plus de légumes, de fruits, de grains entiers, de poisson ? Avez-vous éliminé certains aliments moins nutritifs ? Avez-vous découvert de nouveaux aliments ? Votre sommeil vous semble-t-il plus récupérateur ? Votre niveau d'énergie est-il plus élevé ? Remarquez-vous une différence dans la facilité avec laquelle vous exécutez vos activités quotidiennes ? Bref, faites le tour des différentes sphères de votre vie (travail, famille, vie personnelle) et prenez conscience des changements qui ont amélioré votre santé et votre bien-être.

Cette prise de conscience est importante, car elle vous fait réaliser votre capacité de mener à terme des projets ambitieux. Cette confiance en vous acquise en suivant votre programme, vous la méritez !

ÉTABLISSEZ VOTRE NOUVEAU PLAN D'ACTION

Entraîneurs personnels, nutritionnistes et candidats aux éditions précédentes du *Défi Je me prends en main* sont unanimes sur l'incontournable nécessité de dresser un plan d'action avant d'entreprendre la période de maintien. Il y a une stratégie pour perdre du poids, et il en va de même pour le maintenir. Ce plan d'action consistera à revoir vos objectifs, à réévaluer vos besoins et à donner un nouveau sens à vos saines habitudes, qui doivent maintenant être motivées par autre chose que la perte de poids. Comme votre motivation à maintenir ce nouveau mode de vie doit être aussi forte que pendant le programme, dresser un bon plan d'action vous rassurera sur votre capacité à affronter la suite !

RETROUVEZ L'ÉQUILIBRE

Vous devrez d'abord établir votre vitesse de croisière pour la période de maintien. Afin de maintenir votre poids, il vous faudra déterminer une balance énergétique en tenant compte de vos besoins alimentaires ainsi que de la fréquence et de l'intensité de vos séances d'entraînement. Pendant votre programme, vous étiez en situation de déséquilibre énergétique, c'est-à-dire que vous brûliez plus de calories que la quantité consommée.

VALÉRIE GAUTHIER, 37 ANS, DÉFI 2, A PERDU 32,6 LB

Sans exagérer, je peux crier haut et fort que le Défi a carrément changé ma vie. Moi qui étais une lève-tard, je me lève maintenant à 4 h 30 cinq jours par semaine pour m'entraîner, et j'adore ça ! Même en vacances, je choisis un endroit avec un gym. Courir des demi-marathons, avoir un corps svelte, manger sainement sans me priver, gagner de la confiance en moi et avoir une meilleure estime personnelle, en plus d'entendre des commentaires du genre « Grâce à toi, j'ai perdu 20 livres » ou « Quand je suis découragée, je regarde tes photos et ça me motive », tout ça est génial ! Il ne faut pas abandonner, on ne sait jamais qui on peut inspirer.

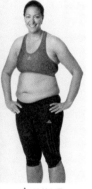

▲ AVANT
▼ APRÈS

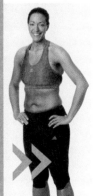

Mais, pour cela, vous devez d'abord recalculer soigneusement votre dépense énergétique totale (DET) afin de connaître le nombre de calories que vous devrez manger chaque jour.

CALCULEZ VOTRE NOUVELLE DET

Comme vous l'avez fait au début et à mi-chemin du programme, vous allez déterminer à nouveau votre dépense énergétique totale en calculant le nombre de calories que vous brûlez chaque jour. Vous connaîtrez alors la quantité de calories à consommer pour maintenir votre nouveau poids. Puisque vous visez l'équilibre, le nombre total de calories consommées devra équivaloir au nombre total de calories dépensées (DET). Puisque le poids et le niveau d'activité physique (NAP) quotidien influent sur la dépense énergétique totale (DET), refaites les calculs en fonction de ces nouvelles données. Dans le tableau suivant, appliquez le facteur de multiplication (niveau d'activité physique) correspondant à votre nouvel horaire hebdomadaire d'entraînement.

En période de maintien, vous devrez consommer autant de calories que vous en brûlez, ni plus ni moins ; ce sera plus facile, car les saines habitudes que vous avez acquises pendant le programme vous aideront. Par exemple, vous pourrez manger un peu plus ou réduire le nombre et/ou la durée de vos séances d'exercice.

1. Calculez votre nouveau métabolisme au repos

Homme

$(9,99 \times \text{poids en kg}) + (6,25 \times \text{taille en cm}) - (4,92 \times \text{âge}) + 5$

Femme

$(9,99 \times \text{poids en kg}) + (6,25 \times \text{taille en cm}) - (4,92 \times \text{âge}) - 161$

Votre métabolisme au repos:

_____

2. Déterminez votre nouveau niveau d'activité physique (NAP)

	NAP
Personne sédentaire (peu ou pas d'exercice et un travail passif)	1,2
Personne légèrement active (exercice léger ou sport 1 à 3 jours par semaine)	1,375
Personne modérément active (exercice modéré ou sport 3 à 5 jours par semaine)	1,55
Personne très active (exercice rigoureux ou sport 6 à 7 jours par semaine)	1,725
Personne extrêmement active (exercice rigoureux ou sport journalier et un travail actif)	1,9

3. Calculez votre nouvelle DET

Métabolisme au repos × NAP = DET

Votre DET: _____

IDENTIFIEZ VOTRE NOUVEAU PROFIL CALORIQUE

Référez-vous à la page 93 afin de sélectionner le profil calorique qui s'approche le plus de vos nouveaux besoins. Familiarisez-vous avec la quantité de portions de chacune des catégories d'aliments que vous mangerez dorénavant chaque jour.

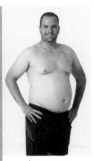

YANICK CÔTÉ, 26 ANS, DÉFI 1, A PERDU 40,5 LB

Ce qui me motive à maintenir mon poids? L'homme que je vois dans le miroir tous les jours n'est plus le même qu'il y a deux ans. Je me trouve beau, et cette impression-là, je ne l'avais jamais ressentie avant. J'accepte enfin mon corps. Je souhaite ça à tout le monde. Se sentir bien, beau et heureux dans sa peau, c'est magnifique: voilà ma motivation.

▲ AVANT
▼ APRÈS

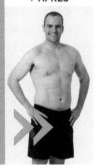

FIXEZ-VOUS DE NOUVEAUX OBJECTIFS

Comme vous l'avez fait précédemment, fixez-vous des objectifs adaptés à votre nouvelle silhouette et à votre nouvelle condition physique, pour la période de maintien. Vouloir rester en bonne santé est un objectif noble, mais trop général. Décrivez spécifiquement comment une meilleure santé modifiera votre quotidien. Que voulez-vous accomplir avec votre nouvelle condition physique? Quelle nouvelle activité souhaitez-vous expérimenter? Aimeriez-vous pratiquer un nouveau sport, participer à une épreuve physique, faire une activité de plein air

UNE PÉRIODE D'ADAPTATION

Le résultat du calcul de votre nouvelle DET vous donne la quantité totale de calories que vous dépensez chaque jour. En consommant cette quantité de calories, vous devriez maintenir votre poids. Si vous prenez du poids, révisez légèrement à la baisse la quantité de calories que vous consommez et/ou augmentez légèrement votre niveau d'activité physique. Inversement, si vous continuez à perdre du poids, révisez à la hausse la quantité de calories que vous consommez. Prévoyez une période d'adaptation pour déterminer la quantité exacte de calories à consommer afin de maintenir votre poids.

GENEVIÈVE
DEXTRAZE, DÉFI 1

Même après plus de deux ans de maintien, je ne suis pas à l'abri des rechutes. J'ai déterminé un poids qui sonne l'alarme. Quand je m'en approche, je déclenche une alerte générale! Étape 1 : je prends rendez-vous avec mon entraîneur. On discute ensemble, elle établit mon nouveau programme et, quand je sors de cette rencontre, j'ai la motivation dans le tapis! Étape 2 : je sors mes livres de recettes santé et je planifie mes menus pour la semaine à venir. Quand tous mes repas et collations sont prêts, je suis moins encline à dévier du plan.

différente chaque fin de semaine ? Sur le plan de l'apparence, quel changement pourrait améliorer encore votre estime personnelle ? Sur le plan social, que pourrez-vous faire maintenant que vous avez plus d'aisance ? Ces objectifs sont désormais à votre portée. Plus ils seront formulés clairement, plus facilement vous pourrez les réaliser. Ils vous motiveront à continuer de vous entraîner et de vous alimenter sainement.

PERSÉVÉREZ : VOUS LE VALEZ BIEN !

FIXEZ-VOUS UN POIDS À NE PAS DÉPASSER

Après une perte de poids, il importe de préciser ce qu'on entend par « maintenir son poids ». Qu'est-ce que cela signifie pour vous ? Tout en vous laissant une certaine marge de manœuvre, fixez-vous une limite, un poids maximal à ne pas dépasser. Cette stratégie suppose que vous continuerez à vous peser toutes les deux semaines comme vous l'avez fait pendant le programme. Sans en faire une obsession, sachez que le suivi de votre poids demeure un bon indicateur de la rigueur avec laquelle vous continuerez à appliquer vos saines habitudes de vie.

MAXIM BELLEMARE, 30 ANS, DÉFI 1, A PERDU 52,3 LB

Après les sacrifices que j'ai consentis, et surtout avec les résultats obtenus, la dernière chose que je veux, c'est de retourner à mes vieilles habitudes. Par contre, je ne veux pas me priver. Je me permets d'aller au restaurant et de manger des gâteries de temps en temps. Quand je vais au restaurant, je fais attention aux portions et ensuite je reprends mes saines habitudes alimentaires. Pour ce qui est de mon poids, je le vérifie régulièrement. Si je m'aperçois que j'en ai pris un peu, je passe aux repas à 400 calories et j'augmente légèrement l'entraînement jusqu'à mon retour au poids souhaité. Je crois que le secret, c'est de ne pas se laisser aller et d'apporter les correctifs appropriés dès qu'il y a une augmentation de poids.

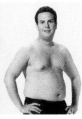

▲ AVANT
▼ APRÈS

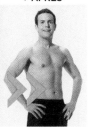

CONTINUEZ À FAIRE DE L'EXERCICE UNE PRIORITÉ

Vous devez faire de l'exercice une priorité dans votre emploi du temps, comme vous l'avez fait pendant le programme. Je sais que trouver du temps pour l'entraînement est parfois difficile, mais rappelez-vous que vous avez réussi à le faire ces 12 dernières semaines. Ça ne devrait donc pas être trop difficile de continuer à lui réserver une place de choix à votre agenda! Vous devez conserver une fréquence d'entraînement d'au moins 3 à 4 séances par semaine et profiter de toutes les occasions de bouger pendant la journée. Gérez votre emploi du temps comme vous l'avez fait pendant votre programme: inscrivez chacune de vos séances de la semaine (l'heure et la durée) à votre agenda, et respectez fidèlement ces rendez-vous avec vous-même!

TRUC DE PRO
L'IMPORTANCE DE L'ENTOURAGE PENDANT LE MAINTIEN
par Alexandre Dion, entraîneur personnel

Comme les encouragements sont moins présents et qu'il n'y a plus nécessairement de progrès sur la balance ni de vêtements plus ajustés à se procurer, une personne qui veut maintenir son poids se doit d'être vigilante et forte pour ne pas succomber à la tentation. Elle doit, autant que possible, éviter les relations malsaines. Un entourage qui offre du soutien est souvent un gage de réussite.

MAXIM
BELLEMARE
3 ans après le Défi

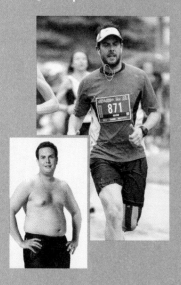

VALÉRIE
GAUTHIER
2 ans après le Défi

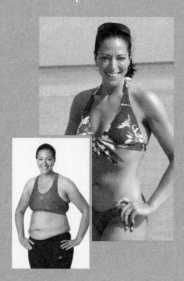

GUILLAUME
LEDUC
1 an après le Défi

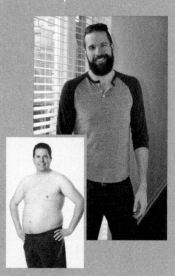

DANY **LAVOIE**
1 an après le Défi

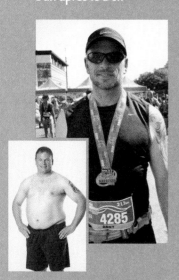

IVONA
MORAWSKA
1 an après le Défi

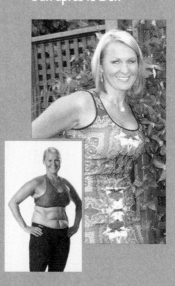

MARIE-FRANCE
MARTINOLLI
3 ans après le Défi

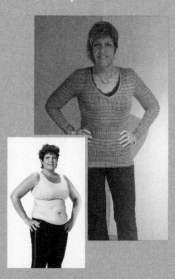

CAROLINE
TREMBLAY
1 an après le Défi

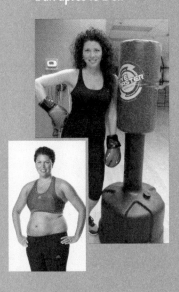

YANICK CÔTÉ
2 ans après le Défi

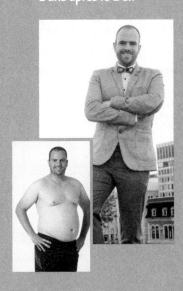

CAROLE
GASTAUD
2 ans après le Défi

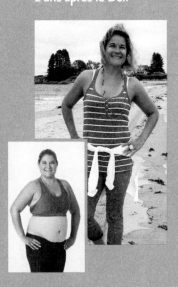

GENEVIÈVE
DEXTRAZE
2 ans après le Défi

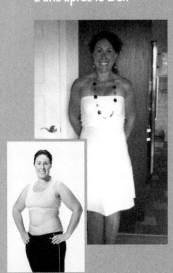

GENEVIÈVE BOUTIN
2 ans après le Défi

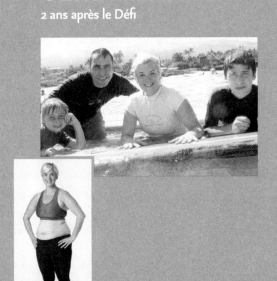

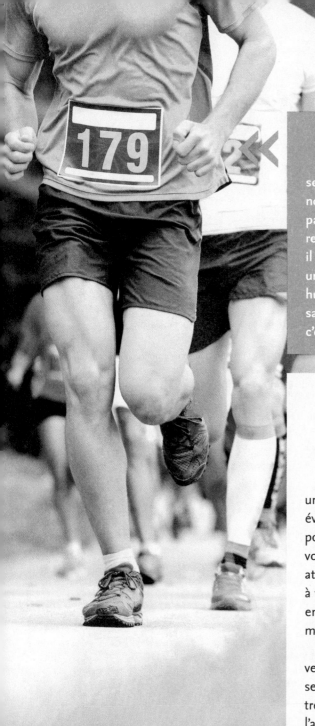

SAMUEL HAMEL, DÉFI 4

Pour garder la forme, il est préférable de se fixer des objectifs, comme se donner un nombre minimal d'activités physiques à faire par semaine. C'est souvent plus facile de relaxer sur son divan que d'aller courir, mais il faut se rappeler qu'après l'activité on est une tout autre personne : reposé et de bonne humeur ! Il faut bouger le plus possible. J'essaie de m'entourer de gens actifs, comme ça, c'est plus facile de maintenir la cadence.

CONSEIL DE KARINE

PARTICIPEZ À UN ÉVÉNEMENT SPORTIF

Que ce soit une course, un rallye à vélo, une épreuve physique à relais en équipe ou un événement sportif visant à amasser des fonds pour une cause qui vous tient à cœur, obligez-vous à prendre les moyens nécessaires pour atteindre votre but. Avoir un objectif inscrit à votre calendrier rendra vos entraînements encore plus importants à cause de l'engagement à tenir.

Il est souhaitable que vous ayez de nouveaux motifs pour maintenir vos acquis, et ce sera plus facile si vous les trouvez avant d'entrer dans la phase de maintien comme vous l'aviez fait avant de commencer le programme. À vos crayons !

CONSERVEZ VOS BONNES HABITUDES ALIMENTAIRES

Faire de l'exercice quotidiennement est essentiel pour vous aider à contrôler votre poids, mais cela ne vous donne pas le droit de manger tout ce que vous voulez maintenant que vous avez atteint votre poids idéal. Vous devez continuer à manger sainement trois fois par jour en intégrant des collations, ne pas sauter de repas et vous servir des portions de protéines, de légumes, de fruits et de grains entiers correspondant à votre nouveau profil (voir p. 153). Vous devez accorder une attention particulière à vos choix alimentaires et aux quantités consommées, et prêter attention aux signaux de faim et de satiété, qui seront vos meilleurs alliés dans cette période de maintien.

ÉVITEZ LES ÉCARTS !

Bien qu'ils soient normaux, les écarts doivent demeurer occasionnels. Il faut savoir se gâter à l'occasion, mais également savoir quand « assez, c'est assez ». Évitez de tomber dans les excès à répétition, comme c'était sans doute le cas dans le passé ; vous risqueriez de reprendre peu à peu toutes les livres perdues pendant le programme. En cas de rechute, essayez de gérer les conséquences intelligemment. Ce n'est pas parce que vous avez fait un mauvais choix au dîner que le repas du soir doit être sacrifié ! Durant la période de maintien, il ne faut pas se priver

continuellement de certaines gâteries alimentaires ; il faut savoir en profiter sans faire d'excès. À ce sujet, je vous invite à vous rafraîchir la mémoire en relisant les sections « Arrêtez-vous au bon moment » (voir p. 107) et « Surmontez cette irrésistible envie de manger ! » (voir p. 108).

TENEZ VOTRE JOURNAL ALIMENTAIRE

Je vous invite à tenir un journal alimentaire pendant la période de maintien. Cela vous permettra de bien contrôler la nature et la quantité des aliments que vous mangez, car, vous le savez maintenant, elles peuvent être différentes de ce

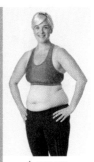

GENEVIÈVE
BOUTIN, 38 ANS, DÉFI 2, A PERDU 36,8 LB

▲ AVANT
▼ APRÈS

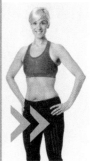

L'équilibre, c'est une harmonie entre le corps et l'esprit. En période de perte de poids, on est sur une pente ascendante dont on veut atteindre le sommet. Une fois au sommet, on ne veut pas redescendre, on veut plutôt demeurer en équilibre. Il s'agit donc d'une période d'adaptation pour maintenir ce nouvel équilibre.

que vous croyez. N'oubliez pas d'inscrire vos petites collations « non planifiées ». Rappelez-vous que c'est souvent le grignotage qui contribue à une augmentation de poids. Si vous inscrivez tout ce que vous consommez dans votre journal, vous pourrez repérer facilement ce qui cloche et ajuster le tir. Ainsi, vous reprendrez vite le contrôle de votre alimentation.

PRENEZ LE TEMPS DE CUISINER

Avec le programme de nutrition Zéro Diète, vous avez certainement pris l'habitude de préparer vous-même vos repas et collations. En planifiant et en préparant vos repas d'avance, vous vous assurerez de manger sainement et en quantité adéquate. Dressez votre liste d'épicerie en fonction des repas de la semaine et pensez à vos collations santé. Ayez sous la main des aliments sains pour les fringales soudaines : des crudités coupées et prêtes à consommer dans le réfrigérateur, une variété de fruits et des protéines comme du fromage allégé, du houmous ou des noix.

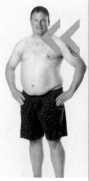

▲ AVANT
▼ APRÈS

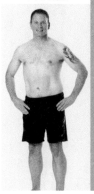

DANY LAVOIE, 39 ANS, DÉFI 3, A PERDU 50,2 LB

Pour rester motivé après le Défi, je savais que je devais me fixer des objectifs à court, à moyen et à long terme. Je me suis donc inscrit à deux courses de 10 kilomètres, et je vise un marathon complet dans un an. Pour ce qui est du quotidien, je me connais et je sais que je dois rendre des comptes régulièrement sur mon poids pour conserver mes acquis. Ma conjointe me rappelle de me peser régulièrement et, si mon poids augmente, je dois faire un plan d'action pour corriger la situation.

J'ai également fait l'achat de 20 séances d'encadrement avec mon entraîneur et de 10 autres avec ma nutritionniste, pour avoir un suivi serré de ma condition physique et de mon alimentation. Depuis la fin du Défi, je vois mon entraîneur toutes les deux semaines, et ma nutritionniste, une fois par mois.

J'ai une forme physique exceptionnelle, mais surtout une bien meilleure estime de moi. Je travaille 50 heures par semaine, j'ai deux enfants et je m'entraîne encore six jours par semaine, vers 20 heures. J'aide à la préparation du souper et aux bains et, lorsque mes enfants vont se coucher, je pars pour le gym. Si je ne peux pas y aller, je m'entraîne chez moi (course extérieure, équipement de sport au sous-sol). Le plus important, c'est de bouger.

DEMANDEZ L'AIDE D'UN PROFESSIONNEL

Le kinésiologue est un professionnel de la santé qui a une formation universitaire en sciences de l'activité physique. C'est une personne clé pour vous aider à demeurer motivé, à maintenir votre assiduité à l'entraînement et à atteindre vos objectifs. Contrairement à ce qu'on pourrait croire, l'assistance de votre entraîneur personnel qualifié est tout aussi profitable en période de maintien que durant la période précédant l'atteinte de vos objectifs. Il vous amènera à trouver un rythme de vie « normal ». Dans les moments plus difficiles, il vous rappellera le chemin parcouru et vous encouragera à garder le cap. Faites appel à ses services pour modifier régulièrement votre programme d'entraînement et continuer à progresser.

Le spécialiste de l'alimentation qu'est le nutritionniste est tout aussi utile. Bien que vous ayez acquis les outils de base en nutrition, il pourra repérer et rectifier ce qui cloche dans votre alimentation et vous donner des trucs adaptés à votre nouveau rythme de vie. Des rencontres occasionnelles avec votre nutritionniste vous garderont sur la bonne voie !

CONSEILS DE **KARINE**

UNE SOLUTION PRATIQUE, SAINE ET SAVOUREUSE

Cuisiner soi-même ses repas demeure la meilleure façon de contrôler la qualité et la grosseur des portions, mais il arrive que le temps nous bouscule. Optez alors pour les plats et collations congelés Zéro Diète. Comme ils ne font aucun compromis sur le goût et que leurs portions d'environ 400 calories sont suffisantes pour vous soutenir jusqu'à la collation, vous pourrez vous nourrir sainement en tout temps ! Découvrez toute la variété de repas et collations congelés Zéro Diète recommandés par les nutritionnistes de Nautilus Plus sur le site www.zerodiete.ca.

VALÉRIE
GAUTHIER, DÉFI 2

La fierté d'avoir battu mon meilleur chrono et le plaisir d'essayer des robes qui me font toutes, c'est tellement valorisant ! Bien sûr, un changement d'horaire, la fatigue ou une blessure sont des facteurs qui peuvent nuire aux progrès et affecter notre motivation. Mais, au lieu de me concentrer sur le négatif, je préfère me rappeler que j'ai une meilleure santé, que je n'ai plus mal aux chevilles et aux hanches le matin, que je déborde d'énergie et que je suis plus en forme à trente-sept ans que je l'étais à dix-huit !

Chaque rencontre avec ces professionnels de la santé vous dotera de judicieux conseils et d'une bonne dose de motivation grâce auxquels vous conserverez plus facilement les saines habitudes acquises au cours du programme.

ÉVITEZ LES PIÈGES QUI NUISENT AU MAINTIEN

En terminant, voici quelques pièges dans lesquels vous risquez de tomber et qui peuvent rapidement vous faire reprendre les livres perdues. Sachez les repérer pour mieux les éviter.

PIÈGE N° 1: UN EMPLOI DU TEMPS CHARGÉ

Il arrive que notre emploi du temps devienne plus chargé ou que des tâches additionnelles bousculent notre rythme de vie. Dans ces moments, on peut avoir tendance à négliger notre alimentation et notre activité physique, ce qui risque d'entraîner un gain de poids.

Pour éviter de tomber dans le piège, organisez-vous.

1 Quand le temps nous manque, l'entraînement est souvent la première chose qui saute… Prenez le temps d'évaluer votre nouvel emploi du temps, et tentez d'y mettre un peu d'ordre afin de vous réserver des périodes pour l'entraînement. Souvenez-vous que même des tranches isolées de 10 minutes additionnées les unes aux autres peuvent combler vos besoins ; il faut toutefois savoir utiliser ces périodes efficacement !

2 Préparer vos repas et collations à l'avance vous sera d'une grande aide. Gardez des portions appropriées de noix, des fruits, des crudités coupées et une bouteille

MARIE-FRANCE
MARTINOLLI, 53 ANS, DÉFI 1, A PERDU 33,4 LB

La volonté de conserver mon sentiment de bien-être et de maintenir mon poids me donne la motivation pour continuer. Oui, certaines semaines c'est plus difficile, et je dois me pousser à quitter la maison le soir pour l'entraînement, mais, une fois celui-ci terminé, je suis toujours contente du bien-être que je retrouve. Pour ce qui est de la nourriture, j'avoue que je me permets à l'occasion des écarts et des gâteries, mais je n'exagère pas. Je me dis : « Profite bien de ce que tu te permets… mais reviens à tes bonnes habitudes. »

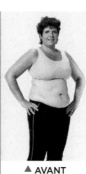

▲ AVANT
▼ APRÈS

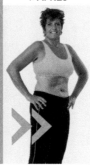

d'eau à portée de main pour vous dépanner lors d'imprévus.

3 Lorsque les restos sont inévitables, choisissez le mieux possible les endroits et les menus. Misez sur les plats à base de légumes et de grains entiers avec une source de protéines maigre. N'oubliez pas : rien ne vous oblige à terminer votre assiette, ni à prendre un dessert !

PIÈGE N° 2 : LES MENTIONS TROMPEUSES SUR LES EMBALLAGES

Il est déconcertant de voir la prolifération des mentions dites « santé » sur les emballages afin de rendre les produits plus alléchants. Comme les aliments santé sont à la mode, les compagnies font ressortir les aspects en apparence sains de leurs produits pour mieux en cacher d'autres qui le sont beaucoup moins. Des affirmations comme « sans gras », « faible en sodium », « source de fibres » ou « sans gluten » ne signifient pas nécessairement que le produit est un bon choix.

Pour éviter de tomber dans le piège, réduisez au minimum l'achat d'aliments transformés.

CONSEIL DE **KARINE**

LA RÈGLE DU 80/20

Pour dompter la gourmandise, j'applique la règle du 80/20, qui consiste à manger de façon impeccable (ou presque !) 80 % du temps et à se permettre des écarts 20 % du temps, pas plus. Savoir qu'on dispose d'un 20 % de « latitude » est agréable, mais il faut le respecter !

Cette règle m'amène à manger sainement mais me donne la possibilité de consommer des gâteries à l'occasion : prendre un ou deux verres de vin, savourer un morceau de chocolat ou encore prendre un repas moins nutritif durant la semaine. Je vous conseille de planifier ces petits écarts de conduite, d'en profiter pleinement, mais de garder en tête qu'il faut vous arrêter à temps !

TROIS BOUCHÉES ET VOUS SEREZ RASSASIÉ !

Un truc pour éviter de tomber dans l'excès lorsque vous vous permettez une gâterie : n'en mangez que trois bouchées. Allez-y lentement et savourez pleinement chacune d'entre elles. La première est exquise, aussi délicieuse que vous le pensiez. La deuxième est bonne, mais pas autant que la première. La troisième confirme que ce ne sera pas meilleur, alors arrêtez là ! Cette technique vous permet de vous gâter, mais de façon raisonnable. Essayez-la, ça marche !

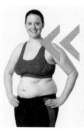

▲ AVANT
▼ APRÈS

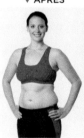

CYNTHIA PARADIS-LÉVESQUE,
28 ANS, DÉFI 4, A PERDU 37,5 LB

J'étais une fille athlétique qui s'était perdue dans les aléas de la vie. Même si j'ai toujours été optimiste et heureuse, mon surplus de poids m'empêchait de vivre mes petits bonheurs à 100 %. Le Défi a provoqué une grande remise en question de mes priorités et m'a permis de me retrouver. Non seulement j'ai repris de bonnes habitudes alimentaires, mais l'activité physique me fait énormément de bien.

La suite est tout aussi importante que le Défi l'a été pour moi : je continue à m'entraîner plusieurs fois par semaine et à m'alimenter sainement. Je me suis réorganisée pour parvenir à maintenir ces bonnes habitudes, malgré toutes les occupations du quotidien. Bref, je suis finalement parvenue à équilibrer mon temps dans chacune des sphères de ma vie.

Lisez attentivement les informations nutritionnelles (voir p. 116). Les aliments dits « sans gras » ou « allégés » contiennent peut-être moins de calories, mais ils dépassent souvent les recommandations en sel, additifs alimentaires et sucres artificiels. Quand vous choisissez des aliments transformés, consultez toujours la liste des ingrédients et évitez les produits renfermant un ou plusieurs de ces éléments* :

- gras trans, huiles hydrogénées et esters d'acides gras ;
- sirop de maïs à teneur élevée en fructose ;
- édulcorants artificiels (sucralose, aspartame, saccharine, etc.) ;

---

* Liste adaptée du livre *Les Additifs alimentaires* de Marie-Laure André, 2013.

- colorants toxiques (rouge E120, brun caramel E150c, bleu E131-132-133…) ;
- nitrates et nitrates de sodium ;
- sulfites ;
- glutamate monosodique ;
- antioxydants de synthèse (hydroxyanisole butylé [BHA], hydroxytoluène butylé [BHT] et ethylène d'amine tétra acétique [EDTA]) ;
- benzoates.

PIÈGE N° 3 : RALENTIR EN VIEILLISSANT

Avec l'âge, le métabolisme au repos ralentit, ce qui veut dire que si vous désirez continuer à manger comme vous le faisiez plus jeune, vous devrez faire beaucoup plus d'activité physique. Malheureusement, dans notre société, c'est souvent le contraire qui se produit !

Pour éviter de tomber dans le piège, recalculez régulièrement votre dépense énergétique et déterminez votre consommation de calories en conséquence.

PIÈGE N° 4 : LE RETOUR AUX VIEILLES HABITUDES

Quand on atteint son poids idéal, on peut avoir tendance à se dire : « Même si je reprends une ou deux livres, ce n'est pas grave. » Le problème survient quand on commence à reprendre les livres perdues, qu'on néglige la pratique de l'exercice et qu'on retombe tranquillement dans le rythme de vie qui nous avait conduit là où nous étions avant de décider de nous prendre en main. Souvenez-vous que les kilos se gagnent beaucoup plus rapidement qu'ils ne se perdent ! Les occasions de manger au-delà de sa faim sont nombreuses. Ne l'oubliez pas.

Les habitudes acquises pendant le programme doivent persister. Vous pouvez modifier légèrement à la hausse la quantité de calories que vous consommez à la condition d'atteindre l'équilibre entre les calories que vous absorbez et celles que vous dépensez. Les écarts alimentaires font partie de la vie et on doit se les permettre, mais… uniquement à l'occasion.

CONSEIL DE **KARINE**

LES MEILLEURS EXERCICES POUR MAINTENIR SON POIDS

Comme il n'est pas toujours possible de passer plus d'une heure par jour à s'entraîner, le truc consiste à le faire intelligemment pendant le temps dont on dispose. Si vous avez peu de temps, des entraînements à intensité élevée sont tout indiqués. Exécutez des exercices qui mobilisent votre corps en entier : les jambes, les pectoraux, les abdominaux et les bras, sans oublier le dos. L'idéal est de vous faire prescrire un programme d'entraînement sur mesure par un kinésiologue ; ainsi, vous vous entraînerez à la bonne intensité, et la nature de vos exercices sera adaptée au temps dont vous disposez !

Plutôt que de mettre l'accent sur ce dont vous vous privez, mettez-le sur tous les nouveaux aliments que vous découvrez, sur les recettes santé que vous cuisinez, sur les nouvelles activités physiques que vous pratiquez, sur le bien-être que vous ressentez. Misez sur les nouveaux aspects positifs de votre existence et, surtout, évitez de vous rabattre sur la bouffe pour gérer vos émotions.

12 TRUCS DE **PROS** ET DE **PARTICIPANTS** RÉUNIS!

Pour vous aider à maintenir vos bonnes habitudes, voici 12 trucs simples qui ont fait leurs preuves auprès des candidats des diverses éditions du Défi.

1 Portez des vêtements ajustés.

2 Pesez-vous toutes les 2 semaines et rectifiez le tir dès que vous atteignez le poids limite que vous vous serez préalablement fixé (voir p. 154).

3 Privilégiez la qualité des aliments que vous consommez plutôt que la quantité.

4 Mangez des légumes à volonté!

5 Assurez-vous de vous entraîner à la bonne intensité à chaque séance.

6 Motivez-vous à faire de l'exercice même quand ça ne vous tente pas. Ça rapporte tellement!

7 Rappelez-vous tout le chemin parcouru pour atteindre votre objectif.

8 Éloignez-vous des gens qui ont une mauvaise influence et qui sont susceptibles de vous nuire dans vos efforts pour maintenir vos nouvelles habitudes de vie.

9 Prêchez par l'exemple plutôt que de tenter de convaincre vos proches d'adopter de saines habitudes avec des paroles seulement.

10 Prenez le temps de savourer le bien-être que vous ressentez lorsque vous mangez sainement et que vous faites de l'exercice.

11 Changez votre programme d'entraînement au moins toutes les 6 semaines pour éviter la monotonie et mieux progresser.

12 Gardez à l'esprit les motifs de votre engagement (voir p. 16) dans les bons et les moins bons moments.

POUR MAINTENIR VOTRE POIDS, vous l'avez vite compris, vous devez manger la même quantité de calories que celle que vous dépensez; ce n'est pas très compliqué. Mais, cela dit, votre attitude générale et vos comportements par rapport à l'exercice et à la saine alimentation joueront un rôle primordial dans le maintien de votre poids. Gardez toujours à l'esprit le sentiment d'accomplissement et de fierté que vous ressentez après chaque séance d'entraînement! Voyez la saine alimentation comme un privilège, un cadeau à vous offrir chaque jour. Finalement, donnez-vous le temps d'apprivoiser votre nouveau mode de vie et apportez les correctifs nécessaires au fur et à mesure. Ayez la souplesse nécessaire pour trouver votre nouvel équilibre, mais assez de fermeté pour éviter les remises en question qui ne feraient que miner vos efforts. Bref, continuez à prendre soin de vous!

·MOT DE LA FIN·

S'AIMER

ASSEZ POUR PRENDRE SOIN DE SOI

Après les efforts que vous avez consentis, vous avez certainement réalisé qu'une bonne alimentation et une bonne condition physique sont des atouts considérables pour se sentir bien dans sa peau et profiter davantage de la vie. Il ne faut jamais oublier qu'être en bonne santé est un privilège, et non pas quelque chose qui nous est dû.

Malheureusement, il faut parfois en être privé temporairement pour réaliser à quel point la santé est un prérequis absolu pour jouir de tout ce que la vie nous apporte. Nous savons aujourd'hui que nos habitudes de vie déterminent en grande partie notre état de santé et notre capacité à lutter efficacement contre la maladie. Il faut un minimum de lucidité et de discipline afin de prendre les mesures nécessaires pour protéger ce bien si précieux qu'est la santé. En prendre soin doit être une priorité dans notre existence.

Quand on adopte de bonnes habitudes, on réalise rapidement que notre bien-être physique et mental s'en trouve fortement amélioré. On se sent plus fort et plus en mesure de relever les défis qui se présentent. On a donc tout avantage à ce que l'adoption de comportements sains devienne un véritable mode de vie. Pour ce faire, il faut s'engager à prendre soin de soi. Vous aimez-vous suffisamment pour y arriver ?

UNE NOUVELLE OCCASION DE SE PRENDRE EN MAIN CHAQUE JOUR

La recherche scientifique a démontré hors de tout doute que l'abstinence tabagique, la saine alimentation et la pratique régulière de l'activité physique sont de véritables clés de voûte pour être en excellente santé, et augmenter notre longévité et notre qualité de vie. Nous avons ainsi la possibilité d'améliorer notre sort quotidiennement, par la façon dont nous nous alimentons et dont nous saisissons toutes les occasions pour être actifs physiquement. Ignorer cette réalité peut à moyen et à long terme avoir des conséquences physiques et psychologiques extrêmement néfastes. Mal s'alimenter et être sédentaire pendant des semaines, des mois, des années mènera inévitablement à un corps obèse et en mauvaise santé, et, par conséquent, à une bien piètre qualité de vie. Chaque action que vous faites et qui concerne votre santé doit découler de l'envie d'en prendre un soin jaloux, car après tout, c'est de votre existence qu'il s'agit !

PROFITER DE CE QUE NOUS OFFRENT LES CONDITIONS DE VIE MODERNES

La vie moderne nous offre le luxe et la liberté de faire des choix judicieux. Autrefois, les humains bougeaient pour assurer leur survie, pour manger, pour se protéger. Aujourd'hui, nous pouvons choisir la nature des activités physiques que nous voulons pratiquer. Nous avons aussi le privilège d'avoir accès à des aliments sains et frais à longueur d'année. Il faut donc saisir l'occasion d'expérimenter, d'apprivoiser une nouvelle façon de cuisiner et de manger, de découvrir de nouvelles saveurs, de trouver plaisir à consommer une grande variété de produits sains.

Si vous êtes physiquement actif et que vous prenez soin de bien vous alimenter, vous serez plus énergique, vous aurez une plus belle apparence et vous vous sentirez mieux dans votre peau.

ALORS allez-y, profitez pleinement de la vie !

CALENDRIERS

SEMAINE PRÉ-PROGRAMME
À FAIRE

LUNDI

Ça y est, on commence !

Voici les premières activités que vous devez réaliser (voir partie 1) :
- ▶ prise de photos
- ▶ pesée
- ▶ évaluation de la composition corporelle
- ▶ tests physiques
- ▶ évaluation de la confiance en soi et de l'image de soi, du niveau de stress et d'énergie, et de la qualité du sommeil
- ▶ établissement des objectifs

MARDI

Partagez votre décision avec votre entourage. Si vous êtes sur Facebook, indiquez sur votre page que vous entreprenez le programme Transform® avec le livre *Je me prends en main* et lancez le défi à vos amis ! Vous pouvez également partager votre engagement sur le forum de discussion du site jemeprendsenmain.ca.

MERCREDI

Trouvez-vous un ange gardien (voir p. 44 pour les détails).

JEUDI

Planifiez votre calendrier hebdomadaire d'entraînement et équipez-vous (sac, bouteille d'eau, souliers de course, bas, serviettes, etc.).

Créez une liste d'écoute avec des chansons que vous aimez.

VENDREDI

Munissez-vous d'un podomètre ou d'un outil de suivi d'entraînement (voir p. 134 pour des idées).

Procurez-vous quelques DVD d'entraînement de la série « 30 minutes par jour pour vivre plus »*.

Si vous souhaitez suivre le menu alimentaire proposé, procurez-vous le livre de recettes Zéro diète.

SAMEDI ET DIMANCHE

Faites le ménage du garde-manger, achetez des aliments sains et préparez les repas et collations de la semaine à venir.

* Ces DVD pourront être utilisés pour vos séances d'entraînement cardiovasculaire. Voici quelques suggestions de titres : *Danse et Brûle, Cardio Kick Boxe, Mince et Ferme, Carburo-Danse, Cardio Spin, Vélo extrême* (ces deux derniers DVD requièrent un vélo stationnaire).

5 ÉLÉMENTS IMPORTANTS À GARDER EN TÊTE POUR LES MENUS SUGGÉRÉS

1 La majorité des repas et collations sont tirés du livre Zéro diète. Vous pouvez répéter un même repas ou une même collation plusieurs jours de suite sans problème. Un dîner peut aussi servir de souper, et vice-versa.

2 Les repas contiennent environ 400 calories et les collations contiennent environ 200 calories.

3 Deux collations (C_1 et C_2) par jour sont proposées, mais assurez-vous de manger selon votre profil calorique (voir p. 93). Si votre profil indique que vous devez manger trois repas et une seule collation, prenez idéalement celle de l'après-midi car le laps de temps entre le dîner et le souper est souvent plus long.

4 Le menu vous indique parfois de garder et de congeler des portions pour les jours suivants afin d'éviter le gaspillage.

5 Pour des repas équilibrés et complets, vous devez toujours prendre une portion et accompagner les plats des accompagnements suggérés dans Zéro diète.

SEMAINE 1

EXERCICE	MENU SUGGÉRÉ	MINIDÉFIS
LUNDI — **PROGRAMME 1** Séance combinée	**Dé:** Muffin dattes, pommes et noix (p. 53) (Gardez 2 muffins et congelez le reste) **C1:** Barre tendre énergétique (p. 204) (Gardez 2 barres et congelez le reste) **Dî:** Potage aux patates douces et au gingembre (p. 112) (Gardez 1 portion) **C2:** 1 muffin anglais de blé entier + 2 c. à soupe de fromage à pâte molle de type Boursin allégé **S:** Filet de saumon à la dijonnaise avec purée de carottes et céleri-rave (p. 151)	Assurez-vous de manger vos collations… aux bons moments! (p. 98)
MARDI — **PROGRAMME 1** Séance cardio au choix	**Dé:** Smoothie fruité (p. 42) (Gardez 1 portion) **C1:** ½ t de chia-pouding (boisson de soya à la vanille avec 20 ml de graines de chia entières trempées au moins 30 min) **Dî:** Salade de poulet, céleri-rave et pommes au cari (p. 90) (Gardez 1 portion) **C2:** ½ t de salade de fruits en conserve + ½ t de fromage cottage **S:** Sauté de porc au lait de coco (p. 157)	Portez votre podomètre et visez un objectif de 8 000 pas.
MERCREDI — **PROGRAMME 1** Séance combinée	**Dé:** Répétez Muffin dattes, pommes et noix **C1:** Répétez Barre tendre énergétique **Dî:** Répétez Potage aux patates douces et au gingembre **C2:** 1 tasse de brocoli et chou-fleur + 2 c. à soupe de trempette aux épinards **S:** Manicotti sauce rosée avec salade de chou crémeuse (p. 166) (Gardez 1 portion)	Prenez un bain chaud avec 1 t de sel pour délier vos courbatures!
JEUDI — **CONGÉ…** mais bougez!*	**Dé:** Répétez Smoothie fruité (repassez au mélangeur) **C1:** ½ t de chia-pouding **Dî:** Répétez Salade de poulet, céleri-rave et pommes au cari **C2:** 1 muffin anglais de blé entier + 2 c. à soupe de fromage à pâte molle de type Boursin allégé **S:** Riz sauvage indien au poulet (p. 140)	Couchez-vous plus tôt ce soir.
VENDREDI — **PROGRAMME 1** Séance cardio au choix	**Dé:** Répétez Muffin dattes, pommes et noix **C1:** 1 t de fraises fraîches + ½ t de fromage cottage **Dî:** Répétez Manicotti sauce rosée avec salade de chou crémeuse **C2:** ½ t de salade de fruits en conserve + ½ t de fromage cottage **S:** Filet de morue avec réduction au balsamique (p. 162)	Mangez un nouveau légume (inspirez-vous du menu Zéro diète proposé).
SAMEDI — **PROGRAMME 1** Séance combinée	**Dé:** Omelette aux tomates et au fromage de chèvre (p. 58) **C1:** Répétez Barre tendre énergétique **Dî:** Pizza au pesto et au saumon fumé (p. 67) **C2:** 1 t de bâtonnets de carottess + 2 oz de fromage suisse allégé **S:** Mijoté d'agneau avec sauce yogourt, lime et coriandre (p. 171)	Validez le calendrier d'entraînement pour la semaine prochaine, faites l'achat d'aliments sains et préparez les repas et collations de la semaine à venir.
DIMANCHE — **PROGRAMME 1** Séance cardio au choix	**Dé:** Crêpes aux petits fruits et à la ricotta (p. 41) **C1:** 1 t de fraises fraîches + ½ t de fromage cottage **Dî:** Couscous sucré-salé à la courge (p. 68) (Gardez 1 portion) **C2:** 1 muffin anglais de blé entier + 2 c. à soupe de fromage à pâte molle de type Boursin allégé **S:** Pétoncles poêlés sur risotto aux pois verts et asperges (p. 153)	Faites votre séance cardio au choix avec un(e) ami(e).

* La journée de congé peut être prise un autre jour que le jeudi, à votre convenance.

SEMAINE 2

	EXERCICE	MENU SUGGÉRÉ	MINIDÉFIS
LUNDI	**PROGRAMME 1** Séance combinée	**Dé :** Cretons de veau maison (p. 44) (Gardez 2 portions et congelez le reste) **C1 :** 1 t de fraises fraîches + ½ t de fromage cottage **Dî :** Répétez Couscous sucré-salé à la courge **C2 :** Compote de pommes et poires (p. 207) (Gardez 2 portions et congelez le reste) **S :** Filet de porc aux poires et au cheddar fort (p. 164) (Gardez 1 portion)	Pesez-vous.
MARDI	**PROGRAMME 1** Séance cardio au choix	**Dé :** Cocktail déjeuner (p. 48) **C1 :** Muffin bananes et canneberges (p. 211) (Gardez 1 muffin et congelez le reste) **Dî :** Répétez Filet de porc aux poires et au cheddar fort **C2 :** Répétez Compote de pommes et poires **S :** Burritos au veau et au riz (p. 146)	Aujourd'hui et pour le reste de la semaine, à chaque endroit où vous irez, utilisez les escaliers plutôt que l'ascenseur.
MERCREDI	**PROGRAMME 1** Séance combinée	**Dé :** Répétez Cretons de veau maison **C1 :** Répétez Barre tendre énergétique **Dî :** Salade de légumineuses à la mexicaine (p. 80) (Gardez 1 portion) **C2 :** Tortillas grillées avec trempette cajun (p. 216) (Gardez 1 portion) **S :** Pizza toute garnie végé (p. 178)	Au travail, réglez votre alarme aux 2 heures afin de prendre au moins 4 pauses pour vous lever et vous étirer (cou, épaules, dos, jambes) et prendre 6 grandes respirations lentes.
JEUDI	**PROGRAMME 1** Séance cardio au choix	**Dé :** Cocktail déjeuner (p. 48) **C1 :** 1 t de bâtonnets de carottes + 2 oz de fromage suisse allégé **Dî :** Soupe aux légumes et aux lentilles (p. 109) (Gardez 1 portion et congelez le reste) **C2 :** 2 petites prunes + 10 noix de Grenoble **S :** Tartare de saumon aux canneberges, pistaches et orange (p. 158)	Prenez au moins 20 minutes pour manger votre déjeuner, votre dîner et votre souper.
VENDREDI	**PROGRAMME 1** Séance combinée	**Dé :** Répétez Cretons de veau maison **C1 :** Répétez Muffin bananes et canneberges **Dî :** Répétez Salade de légumineuses à la mexicaine **C2 :** 1 concombre libanais + ½ t de bâtonnets de carottes + 2 c. à soupe de trempette tzatziki **S :** Poulet à la grecque (p. 132)	Essayez une nouvelle recette santé (inspirez-vous du menu Zéro diète proposé).
SAMEDI	**PROGRAMME 1** Séance cardio au choix	**Dé :** Gruau bon matin (p. 48) **C1 :** 2 petites prunes + 10 noix de Grenoble **Dî :** Muffin anglais à la salade de thon et au poivron rouge rôti (p. 118) **C2 :** Répétez Tortillas grillées avec trempette cajun **S :** Pavé de flétan en croûte de pistaches avec salsa d'ananas (p. 184)	À l'épicerie, lisez les étiquettes nutritionnelles et les ingrédients de tout ce que vous achetez.
DIMANCHE	**CONGÉ...** mais bougez !*	**Dé :** Pain banane-chocolat décadent (p. 64) (Gardez 1 portion et congelez le reste) **C1 :** Répétez Compote de pommes et poires **Dî :** Répétez Soupe aux légumes et aux lentilles **C2 :** 1 concombre libanais + ½ t de bâtonnets de carottes + 2 c. à soupe de trempette tzatziki **S :** Pain aux légumes (p. 175) (Gardez 1 portion)	Validez le calendrier d'entraînement pour la semaine prochaine et préparez les repas et collations de la semaine à venir.

* La journée de congé peut être prise un autre jour que le dimanche, à votre convenance.

SEMAINE 3

	EXERCICE	MENU SUGGÉRÉ	MINIDÉFIS
LUNDI	**PROGRAMME 2** Séance combinée	**Dé:** Smoothie sur le pouce (p. 42) **C1:** Répétez Muffin bananes et canneberges **Dî:** Répétez Pain aux légumes **C2:** ½ t de tomates cerises + 3 c. à soupe de perles de fromage bocconcini allégé **S:** Poivron farci (p. 147)	Prenez vos mensurations (voir p. 17).
MARDI	**PROGRAMME 2** Séance cardio au choix	**Dé:** Répétez Pain banane-chocolat décadent **C1:** 1 banane + 2 c. à soupe de graines de soya rôties **Dî:** Répétez Soupe aux légumes et aux lentilles **C2:** Pain à l'orange et aux noix (p. 215) (Gardez 2 portions et congelez le reste) **S:** Chili végétarien (p. 179) (Gardez 1 portion)	Buvez au moins 8 verres d'eau.
MERCREDI	**PROGRAMME 2** Séance combinée	**Dé:** Smoothie sur le pouce (p. 42) **C1:** Répétez Barre tendre énergétique **Dî:** Répétez Chili végétarien **C2:** 1 verre de boisson de soya à la vanille + 1 poire **S:** Porc à la moutarde (p. 165)	Relisez les raisons pour lesquelles vous avez décidé de vous prendre en main (p. 16).
JEUDI	**CONGÉ...** mais bougez!*	**Dé:** Répétez Pain banane-chocolat décadent **C1:** 1 pomme + ½ t de yogourt à la vanille **Dî:** Velouté de brocoli et poireau (p. 115) (Gardez 1 portion) **C2:** ½ t de tomates cerises + 3 c. à soupe de perles de fromage bocconcini allégé **S:** Tilapia citronné avec beurre aux fines herbes (p. 152)	Stationnez votre voiture plus loin de la porte ou débarquez 1 ou 2 arrêts d'autobus plus tôt.
VENDREDI	**PROGRAMME 2** Séance cardio au choix	**Dé:** Smoothie sur le pouce (p. 42) **C1:** ½ t de yogourt aux fruits + 10 amandes non salées **Dî:** Salade épicée aux pois chiches et aux tomates (p. 103) (Gardez 1 portion) **C2:** Répétez Pain à l'orange et aux noix **S:** Poulet en sauce aux arachides sur courge spaghetti (p. 137)	Célébrez vos efforts avec un souper aux chandelles!
SAMEDI	**PROGRAMME 2** Séance combinée	**Dé:** Panier déjeuner (p. 61) **C1:** 15 raisins rouges + 2 petits fromages Babybel allégés **Dî:** Répétez Velouté de brocoli et poireau **C2:** ½ t de tomates cerises + 3 c. à soupe de perles de fromage bocconcini allégé **S:** Lasagne épinards et ricotta (p. 169) (Gardez 1 portion)	Entraînez-vous avec un ami, un collègue ou un membre de votre famille.
DIMANCHE	**PROGRAMME 2** Séance cardio au choix	**Dé:** Omelette à la grecque (p. 56) **C1:** Délice à l'érable (p. 208) **Dî:** Répétez Salade épicée aux pois chiches et aux tomates **C2:** Répétez Pain à l'orange et aux noix **S:** Bœuf en sauce aux haricots (p. 126) (Gardez 1 portion)	Validez le calendrier d'entraînement pour la semaine prochaine, faites l'achat d'aliments sains et préparez les repas et collations de la semaine à venir.

* La journée de congé peut être prise un autre jour que le jeudi, à votre convenance.

SEMAINE 4

EXERCICE	MENU SUGGÉRÉ	MINIDÉFIS
LUNDI **PROGRAMME 2** Séance combinée	**Dé:** Burrito déjeuner (p. 38) **C1:** 1 poire + 2 bâtonnets de fromage cheddar (de type Ficello) **Dî:** Répétez Lasagne épinards et ricotta **C2:** ½ poivron + 1 concombre libanais + 2 c. à soupe de hoummous **S:** Riz épicé à la mexicaine (p. 180)	Pesez-vous.
MARDI **PROGRAMME 2** Séance cardio au choix	**Dé:** Répétez Pain banane-chocolat décadent **C1:** 100 g de tofu dessert (saveur au choix) + 1 t de melon miel **Dî:** Répétez Bœuf en sauce aux haricots **C2:** 1 petite boîte de raisins secs + 2 c. à soupe de pacanes **S:** Tartare de thon avec mousse à l'avocat (p. 161)	Mangez un nouveau fruit (inspirez-vous du menu Zéro diète proposé).
MERCREDI **PROGRAMME 2** Séance combinée	**Dé:** Burrito déjeuner (p. 38) **C1:** 2 kiwis + 2 oz de fromage allégé **Dî:** Salade de couscous, lentilles et abricots (p. 78) (Gardez 1 portion) **C2:** Trempette au citron avec crudités (p. 208) (Gardez 1 portion) **S:** Penne au pesto et aux légumes (p. 170)	Appelez votre ange gardien pour faire le point sur votre cheminement.
JEUDI **PROGRAMME 2** Séance cardio au choix	**Dé:** Pochette aux bananes et au beurre d'arachide (p. 62) **C1:** 100 g de tofu dessert (saveur au choix) + 1 t de melon miel **Dî:** Soupe sucrée à la courge (p. 108) (Gardez 1 portion) **C2:** ½ poivron + 1 concombre libanais + 2 c. à soupe de hoummous **S:** Poisson pané à la cajun (p. 154)	Cuisinez un repas avec des légumineuses (inspirez-vous du menu Zéro diète proposé).
VENDREDI **PROGRAMME 2** Séance combinée	**Dé:** Burrito déjeuner (p. 38) **C1:** 1 poire + 2 bâtonnets de fromage cheddar (de type Ficello) **Dî:** Répétez Salade de couscous, lentilles et abricots **C2:** 1 pouding de soya Belsoy au caramel + 10 amandes non salées **S:** Fusilli aux crevettes et pesto de tomates séchées et poivrons rouges (p. 168)	Refaites le calcul de métabolisme au repos avec votre nouveau poids (voir p. 90).
SAMEDI **PROGRAMME 2** Séance cardio au choix	**Dé:** Galette de sarrasin aux fraises (p. 47) **C1:** 1 pita de blé entier + 2 c. à soupe de hoummous **Dî:** Salade fattouch (p. 100) **C2:** Répétez Trempette au citron avec crudités **S:** Crêpes au saumon (p. 186)	Portez votre podomètre et visez 10 000 pas.
DIMANCHE **CONGÉ...** mais bougez!*	**Dé:** Omelette aux patates douces (p. 57) **C1:** 1 banane + 2 c. à soupe de graines de soya rôties **Dî:** Répétez Soupe sucrée à la courge **C2:** 1 pouding de soya Belsoy au caramel + 10 amandes non salées **S:** Tofu à la façon Général Tao (p. 183)	Validez le calendrier d'entraînement pour la semaine prochaine, faites l'achat d'aliments sains et préparez les repas et collations de la semaine à venir.

* La journée de congé peut être prise un autre jour que le dimanche, à votre convenance.

SEMAINE 5

EXERCICE	MENU SUGGÉRÉ	MINIDÉFIS
LUNDI PROGRAMME 3 Séance combinée	**Dé:** Répétez Muffin dattes, pommes et noix **C1:** Répétez Barre tendre énergétique **Dî:** Potage aux patates douces et au gingembre (p. 112) (Gardez 1 portion) **C2:** 1 muffin anglais de blé entier + 2 c. à soupe de fromage à pâte molle de type Boursin allégé **S:** Filet de saumon à la dijonnaise avec purée de carottes et céleri-rave (p. 151)	Prenez vos mensurations (voir p. 17).
MARDI PROGRAMME 3 Séance cardio au choix	**Dé:** Smoothie fruité (p. 42) (Gardez 1 portion) **C1:** ½ t de chia-pouding (boisson de soya à la vanille avec 20 ml de graines de chia entières trempées au moins 30 min) **Dî:** Salade de poulet, céleri-rave et pommes au cari (p. 90) (Gardez 1 portion) **C2:** ½ t de salade de fruits en conserve + ½ t de fromage cottage **S:** Sauté de porc au lait de coco (p. 157)	Partagez votre accomplissement avec une personne de votre entourage.
MERCREDI PROGRAMME 3 Séance combinée haut du corps	**Dé:** Répétez Muffin dattes, pommes et noix **C1:** Répétez Barre tendre énergétique **Dî:** Répétez Potage aux patates douces et au gingembre **C2:** 1 t de brocoli et chou-fleur + 2 c. à soupe de trempette aux épinards **S:** Manicotti sauce rosée avec salade de chou crémeuse (p. 166) (Gardez 1 portion)	Buvez 2 tasses de thé vert.
JEUDI CONGÉ... mais bougez !*	**Dé:** Répétez Smoothie fruité (repassez au mélangeur) **C1:** ½ t de chia-pouding **Dî:** Répétez Salade de poulet, céleri-rave et pommes au cari **C2:** 1 muffin anglais de blé entier + 2 c. à soupe de fromage à pâte molle de type Boursin allégé **S:** Riz sauvage indien au poulet (p. 140)	Faites un maximum de pompes (push-ups) et notez le résultat.
VENDREDI PROGRAMME 3 Séance combinée bas du corps	**Dé:** Répétez Muffin dattes, pommes et noix **C1:** 1 t de fraises fraîches + ½ t de fromage cottage **Dî:** Répétez Manicotti sauce rosée avec salade de chou crémeuse **C2:** ½ t de salade de fruits en conserve + ½ t de fromage cottage **S:** Filet de morue avec réduction au balsamique (p. 162)	Prenez conscience de votre influence positive sur votre entourage.
SAMEDI PROGRAMME 3 Séance cardio au choix	**Dé:** Omelette aux tomates et au fromage de chèvre (p. 58) **C1:** Répétez Barre tendre énergétique **Dî:** Pizza au pesto et au saumon fumé (p. 67) **C2:** 1 tasse de bâtonnets de carottes + 2 oz de fromage suisse allégé **S:** Mijoté d'agneau avec sauce yogourt, lime et coriandre (p. 171)	Ne buvez pas d'alcool de toute la fin de semaine !
DIMANCHE PROGRAMME 3 Séance combinée haut du corps	**Dé:** Crêpes aux petits fruits et à la ricotta (p. 41) **C1:** 1 t de fraises fraîches + ½ t de fromage cottage **Dî:** Couscous sucré-salé à la courge (p. 68) (Gardez 1 portion) **C2:** 1 muffin anglais de blé entier + 2 c. à soupe de fromage à pâte molle de type Boursin allégé **S:** Pétoncles poêlés sur risotto aux pois verts et asperges (p. 153)	Validez le calendrier d'entraînement pour la semaine prochaine, faites l'achat d'aliments sains et préparez les repas et collations de la semaine à venir.

* La journée de congé peut être prise un autre jour que le jeudi, à votre convenance.

SEMAINE 6

EXERCICE	MENU SUGGÉRÉ	MINIDÉFIS
LUNDI **PROGRAMME 3** Séance combinée bas du corps	**Dé :** Répétez Cretons de veau maison **C1 :** 1 t de fraises fraîches + ½ t de fromage cottage **Dî :** Répétez Couscous sucré-salé à la courge **C2 :** Répétez Compote de pommes et poires **S :** Filet de porc aux poires et au cheddar fort (p. 164) (Gardez 1 portion)	Pesez-vous.
MARDI **PROGRAMME 3** Séance cardio au choix	**Dé :** Cocktail déjeuner (p. 48) **C1 :** Répétez Muffin bananes et canneberges **Dî :** Répétez Filet de porc aux poires et au cheddar fort **C2 :** Répétez Compote de pommes et poires **S :** Burritos au veau et au riz (p. 146)	Essayez une nouvelle recette santé (inspirez-vous du menu Zéro diète proposé). Jetez un coup d'œil à la vidéo « Salutation au soleil » (www.jemeprendsenmain.ca) car vous la ferez demain matin en vous levant !
MERCREDI **PROGRAMME 3** Séance combinée haut du corps	**Dé :** Répétez Cretons de veau maison **C1 :** Répétez Barre tendre énergétique **Dî :** Salade de légumineuses à la mexicaine (p. 80) (Gardez 1 portion) **C2 :** Tortillas grillées avec trempette cajun (p. 216) (Gardez 1 portion) **S :** Pizza toute garnie végé (p. 178)	Au réveil, effectuez 3 salutations au soleil.
JEUDI **CONGÉ...** mais bougez !*	**Dé :** Cocktail déjeuner (p. 48) **C1 :** 1 t de bâtonnets de carottes + 2 oz de fromage suisse allégé **Dî :** Répétez Soupe aux légumes et aux lentilles **C2 :** 2 petites prunes + 10 noix de Grenoble **S :** Tartare de saumon aux canneberges, pistaches et orange (p. 158)	Méditez pendant 5 minutes avant de vous coucher (assoyez-vous, fermez les yeux et concentrez-vous uniquement sur votre respiration).
VENDREDI **PROGRAMME 3** Séance combinée bas du corps	**Dé :** Répétez Cretons de veau maison **C1 :** Répétez Muffin bananes et canneberges **Dî :** Répétez Salade de légumineuses à la mexicaine **C2 :** 1 concombre libanais + ½ t de bâtonnets de carottes + 2 c. à soupe de trempette tzatziki **S :** Poulet à la grecque (p. 132)	Réfléchissez à la question suivante : quelle force en vous avez-vous découverte depuis le début du programme ?
SAMEDI **PROGRAMME 3** Séance cardio au choix	**Dé :** Gruau bon matin (p. 48) **C1 :** 2 petites prunes + 10 noix de Grenoble **Dî :** Muffin anglais à la salade de thon et au poivron rouge rôti (p. 118) **C2 :** Répétez Tortillas grillées avec trempette cajun **S :** Pavé de flétan en croûte de pistaches avec salsa d'ananas (p. 184)	Pratiquez une activité physique cardiovasculaire en plein air (marche en montagne, vélo, ski de fond, etc.) pendant au moins 2 heures.
DIMANCHE **PROGRAMME 3** Séance combinée haut du corps	**Dé :** Répétez Pain banane-chocolat décadent **C1 :** Répétez Compote de pommes et poires **Dî :** Répétez Soupe aux légumes et aux lentilles **C2 :** 1 concombre libanais + ½ t de bâtonnets de carottes + 2 c. à soupe de trempette tzatziki **S :** Pain aux légumes (p. 175) (Gardez 1 portion)	Validez le calendrier d'entraînement pour la semaine prochaine, faites l'achat d'aliments sains et préparez les repas et collations de la semaine à venir.

* La journée de congé peut être prise un autre jour que le jeudi, à votre convenance.

SEMAINE 7

Vous avez déjà franchi la moitié du programme, bravo ! Soyez fier de vos accomplissements.
Continuez vos efforts, vous serez toujours récompensé de prendre soin de vous et de votre santé !

	EXERCICE	MENU SUGGÉRÉ	MINIDÉFIS
LUNDI	PROGRAMME 3 Séance combinée bas du corps	**Dé :** Smoothie sur le pouce (p. 42) **C1 :** Répétez Muffin bananes et canneberges **Dî :** Répétez Pain aux légumes **C2 :** ½ t de tomates cerises + 3 c. à soupe de perles de fromage bocconcini allégé **S :** Poivrons farcis (p. 147)	Prenez vos mensurations (voir p. 17).
MARDI	PROGRAMME 3 Séance cardio au choix	**Dé :** Répétez Pain banane-chocolat décadent **C1 :** 1 banane + 2 c. à soupe de graines de soya rôties **Dî :** Répétez Soupe aux légumes et aux lentilles **C2 :** Répétez Pain à l'orange et aux noix **S :** Chili végétarien (p. 179) (Gardez 1 portion)	Accompagnez votre dîner et votre souper de 3 légumes différents chacun (inspirez-vous du menu Zéro diète proposé).
MERCREDI	PROGRAMME 3 Séance combinée haut du corps	**Dé :** Smoothie sur le pouce (p. 42) **C1 :** Répétez Barre tendre énergétique **Dî :** Répétez Chili végétarien **C2 :** 1 verre de boisson de soya à la vanille + 1 poire **S :** Porc à la moutarde (p. 165)	Prenez une nouvelle photo de vous et comparez-là à la photo prise au début du programme.
JEUDI	CONGÉ... mais bougez !*	**Dé :** Répétez Pain banane-chocolat décadent **C1 :** 1 pomme + ½ t de yogourt à la vanille **Dî :** Velouté de brocoli et poireau (p. 115) (Gardez 1 portion) **C2 :** ½ t de tomates cerises + 3 c. à soupe de perles de fromage bocconcini allégé **S :** Tilapia citronné avec beurre aux fines herbes (p. 152)	Faites un compliment à quelqu'un.
VENDREDI	PROGRAMME 3 Séance combinée bas du corps	**Dé :** Smoothie sur le pouce (p. 42) **C1 :** ½ t de yogourt aux fruits + 10 amandes non salées **Dî :** Salade épicée aux pois chiches et aux tomates (p. 103) (Gardez 1 portion) **C2 :** Répétez Pain à l'orange et aux noix **S :** Poulet en sauce aux arachides sur courge spaghetti (p. 137)	Faites un maximum de pompes (push-ups) et comparez votre résultat à celui de la semaine 5.
SAMEDI	PROGRAMME 3 Séance cardio au choix	**Dé :** Panier déjeuner (p. 61) **C1 :** 15 raisins rouges + 2 petits fromages Babybel allégés **Dî :** Répétez Velouté de brocoli et poireau **C2 :** ½ t de tomates cerises + 3 c. à soupe de perles de fromage bocconcini allégé **S :** Lasagne épinards et ricotta (p. 169) (Gardez 1 portion)	Énumérez les trois accomplissements dont vous êtes le plus fier depuis le début du programme.
DIMANCHE	PROGRAMME 3 Séance combinée haut du corps	**Dé :** Omelette à la grecque (p. 56) **C1 :** Délice à l'érable (p. 208) **Dî :** Répétez Salade épicée aux pois chiches et aux tomates **C2 :** Répétez Pain à l'orange et aux noix **S :** Bœuf en sauce aux haricots (p. 126) (Gardez 1 portion)	Validez le calendrier d'entraînement pour la semaine prochaine, faites l'achat d'aliments sains et préparez les repas et collations de la semaine à venir.

* La journée de congé peut être prise un autre jour que le jeudi, à votre convenance.

SEMAINE 8

Semaine d'entraînement allégé

EXERCICE	MENU SUGGÉRÉ	MINIDÉFIS
LUNDI — CONGÉ... mais bougez !*	**Dé:** Burrito déjeuner (p. 38) **C1:** 1 poire + 2 bâtonnets de fromage cheddar (de type Ficello) **Dî:** Répétez Lasagne épinards et ricotta **C2:** ½ poivron + 1 concombre libanais + 2 c. à soupe de hoummous **S:** Riz épicé à la mexicaine (p. 180)	Pesez-vous.
MARDI — CONGÉ... mais bougez !*	**Dé:** Répétez Pain banane-chocolat décadent **C1:** 100 g de tofu dessert (saveur au choix) + 1 t de melon miel **Dî:** Répétez Bœuf en sauce aux haricots **C2:** 1 petite boîte de raisins secs + 2 c. à soupe de pacanes **S:** Tartare de thon avec mousse à l'avocat (p. 161)	Préparez une recette de poisson (inspirez-vous du menu Zéro diète proposé).
MERCREDI — CONGÉ... mais bougez !*	**Dé:** Burrito déjeuner (p. 38) **C1:** 2 kiwis + 2 oz de fromage allégé **Dî:** Salade de couscous, lentilles et abricots (p. 78) (Gardez 1 portion) **C2:** Trempette au citron avec crudités (p. 208) (Gardez 1 portion) **S:** Penne au pesto et aux légumes (p. 170)	Notez trois choses pour lesquelles vous êtes reconnaissant.
JEUDI — PROGRAMME 3 Séance cardio au choix	**Dé:** Pochette aux bananes et au beurre d'arachide (p. 62) **C1:** 100 g de tofu dessert (saveur au choix) + 1 t de melon miel **Dî:** Soupe sucrée à la courge (p. 108) (Gardez 1 portion) **C2:** ½ poivron + 1 concombre libanais + 2 c. à soupe de hoummous **S:** Poisson pané à la cajun (p. 154)	Cuisinez une collation santé à manger post-entraînement (inspirez-vous de la seconde collation proposée dans le menu Zéro diète).
VENDREDI — PROGRAMME 3 Séance cardio par intervalles	**Dé:** Burrito déjeuner (p. 38) **C1:** 1 poire + 2 bâtonnets de fromage cheddar (de type Ficello) **Dî:** Répétez Salade de couscous, lentilles et abricots **C2:** 1 pouding de soya Belsoy au caramel + 10 amandes non salées **S:** Fusilli aux crevettes et pesto de tomates séchées et poivrons rouges (p. 168)	Rendez-vous sur le forum de discussion Je me prends en main (www.jemeprendsenmain.ca) pour faire un compte rendu de vos progrès.
SAMEDI — CONGÉ... mais bougez !*	**Dé:** Galette de sarrasin aux fraises (p. 47) **C1:** 1 pita de blé entier + 2 c. à soupe de hoummous **Dî:** Salade fattouch (p. 100) **C2:** Répétez Trempette au citron avec crudités **S:** Crêpes au saumon (p. 186)	Entraînez-vous avec un ami, un collègue ou un membre de votre famille.
DIMANCHE — PROGRAMME 3 Séance cardio au choix	**Dé:** Omelette aux patates douces (p. 57) **C1:** 1 banane + 2 c. à soupe de graines de soya rôties **Dî:** Répétez Soupe sucrée à la courge **C2:** 1 pouding de soya Belsoy au caramel + 10 amandes non salées **S:** Tofu à la façon Général Tao (p. 183)	Validez le calendrier d'entraînement pour la semaine prochaine, faites l'achat d'aliments sains et préparez les repas et collations de la semaine à venir.

* Les 4 journées de congé peuvent être prises d'autres jours, à votre convenance.

SEMAINE 9

	EXERCICE	MENU SUGGÉRÉ	MINIDÉFIS
LUNDI	**PROGRAMME 4** Séance intégrale dynamique	**Dé :** Répétez Muffin dattes, pommes et noix **C1 :** Répétez Barre tendre énergétique **Dî :** Potage aux patates douces et au gingembre (p. 112) (Gardez 1 portion) **C2 :** 1 muffin anglais de blé entier + 2 c. à soupe de fromage à pâte molle de type Boursin allégé **S :** Filet de saumon à la dijonnaise avec purée de carottes et céleri-rave (p. 151)	Prenez vos mensurations (voir p. 17).
MARDI	**PROGRAMME 4** Séance cardio au choix	**Dé :** Smoothie fruité (p. 42) (Gardez 1 portion) **C1 :** ½ t de chia-pouding (boisson de soya à la vanille avec 20 ml de graines de chia entières trempées au moins 30 min) **Dî :** Salade de poulet, céleri-rave et pommes au cari (p. 90) (Gardez 1 portion) **C2 :** ½ t de salade de fruits en conserve + ½ t de fromage cottage **S :** Sauté de porc au lait de coco (p. 157)	Mangez un nouveau légume (inspirez-vous du menu Zéro diète proposé).
MERCREDI	**PROGRAMME 4** Séance cardiovasculaire par intervalles	**Dé :** Répétez Muffin dattes, pommes et noix **C1 :** Répétez Barre tendre énergétique **Dî :** Répétez Potage aux patates douces et au gingembre **C2 :** 1 tasse de brocoli et chou-fleur + 2 c. à soupe de trempette aux épinards **S :** Manicotti sauce rosée avec salade de chou crémeuse (p. 166) (Gardez 1 portion)	Portez un vêtement qui souligne votre silhouette.
JEUDI	**CONGÉ...** mais bougez !*	**Dé :** Répétez Smoothie fruité (repassez au mélangeur) **C1 :** ½ t de chia-pouding **Dî :** Répétez Salade de poulet, céleri-rave et pommes au cari **C2 :** 1 muffin anglais de blé entier + 2 c. à soupe de fromage à pâte molle de type Boursin allégé **S :** Riz sauvage indien au poulet (p. 140)	Méditez pendant 5 minutes avant de vous coucher (assoyez-vous, fermez les yeux et concentrez-vous uniquement sur votre respiration).
VENDREDI	**PROGRAMME 4** Séance intégrale dynamique	**Dé :** Répétez Muffin dattes, pommes et noix **C1 :** 1 t de fraises fraîches + ½ t de fromage cottage **Dî :** Répétez Manicotti sauce rosée avec salade de chou crémeuse **C2 :** ½ t de salade de fruits en conserve + ½ t de fromage cottage **S :** Filet de morue avec réduction au balsamique (p. 162)	Notez trois choses que vous aimez chez vous.
SAMEDI	**PROGRAMME 4** Séance cardio au choix	**Dé :** Omelette aux tomates et au fromage de chèvre (p. 58) **C1 :** Barre tendre énergétique (p. 204) (Congelez le reste) **Dî :** Pizza au pesto et au saumon fumé (p. 67) **C2 :** 1 tasse de bâtonnets de carottes + 2 oz de fromage suisse allégé **S :** Mijoté d'agneau avec sauce yogourt, lime et coriandre (p. 171)	Refaites le calcul de métabolisme au repos avec votre nouveau poids (voir p. 90).
DIMANCHE	**PROGRAMME 4** Séance cardiovasculaire par intervalles	**Dé :** Crêpes aux petits fruits et à la ricotta (p. 41) **C1 :** 1 t de fraises fraîches + ½ t de fromage cottage **Dî :** Couscous sucré-salé à la courge (p. 68) (Gardez une portion) **C2 :** 1 muffin anglais de blé entier + 2 c. à soupe de fromage à pâte molle de type Boursin allégé **S :** Pétoncles poêlés sur risotto aux pois verts et asperges (p. 153)	Validez le calendrier d'entraînement pour la semaine prochaine, faites l'achat d'aliments sains et préparez les repas et collations de la semaine à venir.

* Cette semaine, tentez de respecter la journée de congé du jeudi pour récupérer adéquatement avant de reprendre la séance combinée cardiovasculaire et musculaire.

SEMAINE 10

EXERCICE	MENU SUGGÉRÉ	MINIDÉFIS

LUNDI
CONGÉ...
mais bougez !*

Dé : Cretons de veau maison (p. 44) (Gardez 2 portions et congelez le reste)
C1 : 1 t de fraises fraîches + ½ t de fromage cottage
Dî : Répétez Couscous sucré-salé à la courge
C2 : Répétez Compote de pommes et poires
S : Filet de porc aux poires et au cheddar fort (p. 164) (Gardez 1 portion)

Pesez-vous.

MARDI
PROGRAMME 4
Séance intégrale
dynamique

Dé : Cocktail déjeuner (p. 48)
C1 : Répétez Muffin bananes et canneberges
Dî : Répétez Filet de porc aux poires et au cheddar fort
C2 : Répétez Compote de pommes et poires
S : Burritos au veau et au riz (p. 146)

Faites une marche de 1 heure à l'extérieur.

MERCREDI
PROGRAMME 4
Séance cardio au choix

Dé : Répétez Cretons de veau maison
C1 : Répétez Barre tendre énergétique
Dî : Salade de légumineuses à la mexicaine (p. 80) (Gardez 1 portion)
C2 : Tortillas grillées avec trempette cajun (p. 216) (Gardez 1 portion)
S : Pizza toute garnie végé (p. 178)

Accompagnez votre dîner et votre souper de 3 légumes différents chacun (inspirez-vous du menu Zéro diète proposé).

JEUDI
PROGRAMME 4
Séance cardiovasculaire
par intervalles

Dé : Cocktail déjeuner (p. 48)
C1 : 1 t de bâtonnets de carottes + 2 oz de fromage suisse allégé
Dî : Soupe aux légumes et aux lentilles (p. 109)
C2 : 2 petites prunes + 10 noix de Grenoble
S : Tartare de saumon aux canneberges, pistaches et orange (p. 158)

Essayez des vêtements qui étaient serrés avant de commencer le programme et constatez la différence !

VENDREDI
CONGÉ...
mais bougez !*

Dé : Répétez Cretons de veau maison
C1 : Répétez Muffin bananes et canneberges
Dî : Répétez Salade de légumineuses à la mexicaine
C2 : 1 concombre libanais + ½ t de bâtonnets de carottes + 2 c. à soupe de trempette tzatziki
S : Poulet à la grecque (p. 132)

Méditez pendant 5 minutes avant de vous coucher (assoyez-vous, fermez les yeux et concentrez-vous uniquement sur votre respiration).

SAMEDI
PROGRAMME 4
Séance intégrale
dynamique

Dé : Gruau bon matin (p. 48)
C1 : 2 petites prunes + 10 noix de Grenoble
Dî : Muffin anglais à la salade de thon et au poivron rouge rôti (p. 118)
C2 : Répétez Tortillas grillées avec trempette cajun
S : Pavé de flétan en croûte de pistaches avec salsa d'ananas (p. 184)

Organisez un souper santé avec des amis.

DIMANCHE
PROGRAMME 4
Séance cardio au choix

Dé : Répétez Pain banane-chocolat décadent
C1 : Compote de pommes et poires (p. 207)
Dî : Soupe aux légumes et aux lentilles (p. 109) (Gardez 1 portion)
C2 : 1 concombre libanais + ½ t de bâtonnets de carottes + 2 c. à soupe de trempette tzatziki
S : Pain aux légumes (p. 175) (Gardez 1 portion)

Validez le calendrier d'entraînement pour la semaine prochaine, faites l'achat d'aliments sains et préparez les repas et collations de la semaine à venir.

* Cette semaine, tentez de respecter la journée de congé du vendredi pour récupérer adéquatement avant de reprendre la séance combinée cardiovasculaire et musculaire.

SEMAINE 11

	EXERCICE	MENU SUGGÉRÉ	MINIDÉFIS
LUNDI	**PROGRAMME 5** Séance intégrale dynamique	**Dé:** Smoothie sur le pouce (p. 42) **C1:** Répétez Muffin bananes et canneberges **Dî:** Répétez Pain aux légumes **C2:** ½ t de tomates cerises + 3 c. à soupe de perles de fromage bocconcini allégé **S:** Poivrons farcis (p. 147)	Prenez vos mensurations (voir p. 17).
MARDI	**CONGÉ...** mais bougez!*	**Dé:** Répétez Pain banane-chocolat décadent **C1:** 1 banane + 2 c. à soupe de graines de soya rôties **Dî:** Répétez Soupe aux légumes et aux lentilles **C2:** Répétez Pain à l'orange et aux noix **S:** Chili végétarien (p. 179) (Gardez 1 portion)	Énumérez les bienfaits ressentis depuis l'intégration de l'exercice physique dans votre vie.
MERCREDI	**PROGRAMME 5** Séance cardio au choix	**Dé:** Smoothie sur le pouce (p. 42) **C1:** Répétez Barre tendre énergétique **Dî:** Répétez Chili végétarien **C2:** 1 verre de boisson de soya à la vanille + 1 poire **S:** Porc à la moutarde (p. 165)	Faites un compliment à quelqu'un.
JEUDI	**PROGRAMME 5** Séance cardiovasculaire par intervalles	**Dé:** Répétez Pain banane-chocolat décadent **C1:** 1 pomme + ½ t de yogourt à la vanille **Dî:** Velouté de brocoli et poireau (p. 115) (Gardez 1 portion) **C2:** ½ t de tomates cerises + 3 c. à soupe de perles de fromage bocconcini allégé **S:** Tilapia citronné avec beurre aux fines herbes (p. 152)	Portez votre podomètre et visez 8 000 pas.
VENDREDI	**PROGRAMME 5** Séance intégrale dynamique	**Dé:** Smoothie sur le pouce (p. 42) **C1:** ½ t de yogourt aux fruits + 10 amandes non salées **Dî:** Salade épicée aux pois chiches et aux tomates (p. 103) (Gardez 1 portion) **C2:** Répétez Pain à l'orange et aux noix **S:** Poulet en sauce aux arachides sur courge spaghetti (p. 137)	Identifiez 3 choses qui vous rendent heureux.
SAMEDI	**CONGÉ...** mais bougez!*	**Dé:** Panier déjeuner (p. 61) **C1:** 15 raisins rouges + 2 petits fromages Babybel allégés **Dî:** Répétez Velouté de brocoli et poireau **C2:** ½ t de tomates cerises + 3 c. à soupe de perles de fromage bocconcini allégé **S:** Lasagne épinards et ricotta (p. 169) (Gardez 1 portion)	Essayez un nouveau sport.
DIMANCHE	**PROGRAMME 5** Séance cardio au choix	**Dé:** Omelette à la grecque (p. 56) **C1:** Délice à l'érable (p. 208) **Dî:** Répétez Salade épicée aux pois chiches et aux tomates **C2:** Répétez Pain à l'orange et aux noix **S:** Bœuf en sauce aux haricots (p. 126) (Gardez 1 portion)	Validez le calendrier d'entraînement pour la semaine prochaine, faites l'achat d'aliments sains et préparez les repas et collations de la semaine à venir.

* Cette semaine, tentez de respecter les journées de congé du mardi et du samedi pour récupérer adéquatement.

SEMAINE 12

Vous êtes sur le point de terminer votre programme de 12 semaines! Plus qu'une semaine avant de passer en mode « maintien ». Bien que vous ressentiez peut-être une certaine fatigue, prenez soin de mettre autant d'effort dans la réalisation de cette dernière semaine que pour toutes les autres. Allez hop, un dernier petit coup à donner!

	EXERCICE	MENU SUGGÉRÉ	MINIDÉFIS
LUNDI	**PROGRAMME 5** Séance intégrale dynamique	**Dé:** Burrito déjeuner (p. 38) **C1:** 1 poire + 2 bâtonnets de fromage cheddar (de type Ficello) **Dî:** Répétez Lasagne épinards et ricotta **C2:** ½ poivron + 1 concombre libanais + 2 c. à soupe de hoummous **S:** Riz épicé à la mexicaine (p. 180)	Refaites les tests de sommeil, stress, énergie, confiance et image de soi (voir partie 1).
MARDI	**PROGRAMME 5** Séance cardio au choix	**Dé:** Répétez Pain banane-chocolat décadent **C1:** 100 g de tofu dessert (saveur au choix) + 1 t de melon miel **Dî:** Répétez Bœuf en sauce aux haricots **C2:** 1 petite boîte de raisins secs + 2 c. à soupe de pacanes **S:** Tartare de thon avec mousse à l'avocat (p. 161)	Aujourd'hui et pour le reste de la semaine, utilisez les escaliers plutôt que l'ascenseur à chaque endroit où vous irez.
MERCREDI	**PROGRAMME 5** Séance cardiovasculaire par intervalles	**Dé:** Burrito déjeuner (p. 38) **C1:** 2 kiwis + 2 oz de fromage allégé **Dî:** Salade de couscous, lentilles et abricots (p. 78) (Gardez 1 portion) **C2:** Trempette au citron avec crudités (p. 208) (Gardez 1 portion) **S:** Penne au pesto et aux légumes (p. 170)	Mangez 5 légumes vert foncé. Révisez la vidéo de la salutation au soleil, car vous la ferez demain matin!
JEUDI	**CONGÉ...** mais bougez!*	**Dé:** Pochette aux bananes et au beurre d'arachide (p. 62) **C1:** 100 g de tofu dessert (saveur au choix) + 1 t de melon miel **Dî:** Soupe sucrée à la courge (p. 108) (Gardez 1 portion) **C2:** ½ poivron + 1 concombre libanais + 2 c. à soupe de hoummous **S:** Poisson pané à la cajun (p. 154)	Au réveil, effectuez 3 salutations au soleil.
VENDREDI	**PROGRAMME 5** Séance intégrale dynamique	**Dé:** Burrito déjeuner (p. 38) **C1:** 1 poire + 2 bâtonnets de fromage cheddar (de type Ficello) **Dî:** Répétez Salade de couscous, lentilles et abricots **C2:** 1 pouding de soya Belsoy au caramel + 10 amandes non salées **S:** Fusilli aux crevettes et pesto de tomates séchées et poivrons rouges (p. 168)	Voyez le bon côté des choses : peu importe la situation, soyez positif!
SAMEDI	**PROGRAMME 5** Séance cardio au choix	**Dé:** Galette de sarrasin aux fraises (p. 47) **C1:** 1 pita de blé entier + 2 c. à soupe de hoummous **Dî:** Salade fattouch (p. 100) **C2:** Répétez Trempette au citron avec crudités **S:** Crêpes au saumon (p. 186)	Faites l'épicerie en n'achetant aucun produit transformé.
DIMANCHE	**PROGRAMME 5** Séance cardiovasculaire par intervalles	**Dé:** Omelette aux patates douces (p. 57) **C1:** 1 banane + 2 c. à soupe de graines de soya rôties **Dî:** Répétez Soupe sucrée à la courge **C2:** 1 pouding de soya Belsoy au caramel + 10 amandes non salées **S:** Tofu à la façon Général Tao (p. 183)	Pesée finale et prise des circonférences finales. BRAVO, C'EST LA FIN DU PROGRAMME!

* Cette semaine, tentez de respecter la journée de congé du jeudi pour récupérer adéquatement avant de reprendre la séance combinée cardiovasculaire et musculaire.

MAINTIEN

Tout comme je l'ai fait pendant votre programme, je vous propose un calendrier pour la période de maintien. Son objectif est de vous guider quant au nouvel horaire d'entraînement à adopter ainsi que de vous proposer quelques minidéfis pour vous aider à mieux vivre cette période de transition. Bien qu'il ne couvre que 4 semaines, je vous invite à l'adopter pour longtemps!

LE CALENDRIER DE MAINTIEN

Pas de menu suggéré Vous remarquerez que ce calendrier de maintien ne vous propose pas de menu spécifique. Vous pouvez bien sûr piger parmi les recettes du livre Zéro diète ou encore répéter les menus du programme.

Les programmes d'entraînement Je vous proposerai de répéter certains programmes d'entraînement effectués pendant vos 12 semaines, mais à une fréquence différente, soit entre 3 et 4 séances par semaine. Vous devrez ajuster l'intensité en fonction de votre nouvelle condition physique. Assurez-vous d'utiliser des poids suffisamment lourds et de respecter l'intensité prescrite. Vous aurez congé d'entraînement 3 à 4 jours par semaine. Souvenez-vous toutefois d'être actif tout au long de la journée et tous les jours de la semaine!

Des minidéfis Question de faciliter l'adoption de votre nouvelle routine, je vous propose encore quelques défis journaliers. Vous verrez combien ils peuvent vous motiver à maintenir vos bonnes habitudes! Après les 4 semaines proposées, n'hésitez pas à vous référer aux minidéfis du programme, ou encore à créer vos propres minidéfis.

SEMAINE 1

EXERCICE	MINIDÉFIS
LUNDI 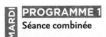 **CONGÉ...** mais bougez !*	Refaites le calcul de métabolisme au repos avec votre nouveau poids et déterminez votre nouveau profil calorique (voir p. 152-153).
MARDI **PROGRAMME 1** Séance combinée	Déterminez l'horaire d'entraînement pour la semaine à venir (je vous en propose un !).
MERCREDI 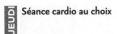 **CONGÉ...** mais bougez !*	Faites le ménage de votre garde-robe et donnez vos vêtements trop grands à une œuvre de charité.
JEUDI Séance cardio au choix	Fixez-vous un nouvel objectif de mise en forme.
VENDREDI **CONGÉ...** mais bougez !*	Optez pour des repas végétariens.
SAMEDI Séance cardio au choix	Assistez à un nouveau cours d'exercice de groupe.
DIMANCHE 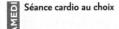 **PROGRAMME 1** Séance combinée	Prévoyez votre menu et faites les emplettes de nourriture pour la semaine prochaine.

* Les 3 journées de congé peuvent être prises d'autres jours, à votre convenance. Vous pouvez même choisir de vous entraîner 1 ou 2 journées de plus !

SEMAINE 2

EXERCICE	MINIDÉFIS
LUNDI 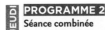 **CONGÉ...** mais bougez !*	Pesez-vous.
MARDI Séance cardio au choix	Mangez de façon impeccable (comme pendant le programme).
MERCREDI 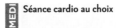 **CONGÉ...** mais bougez !*	Buvez 6 à 8 verres d'eau.
JEUDI **PROGRAMME 2** Séance combinée	Mangez au moins 6 légumes différents.
VENDREDI **CONGÉ...** mais bougez !*	Soupez au restaurant en mangeant ce qui vous tente, mais assurez-vous de respecter votre signal de satiété.
SAMEDI 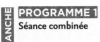 Séance cardio au choix	Passez du temps avec une personne que vous aimez.
DIMANCHE **CONGÉ...** mais bougez !*	Prévoyez votre menu et faites les emplettes de nourriture pour la semaine prochaine.

* Les 4 journées de congé peuvent être prises d'autres jours, à votre convenance. Vous pouvez même choisir de vous entraîner 1 ou 2 journées de plus !

MAINTIEN

SEMAINE 3

EXERCICE		MINIDÉFIS
LUNDI	**PROGRAMME 2** **Séance combinée**	Notez tout ce que vous mangerez durant les 4 prochains jours (journal alimentaire).
MARDI	**CONGÉ...** mais bougez !*	Faites-vous plaisir en prenant au moins 20 à 30 minutes pour lire un bon livre ou prendre un bain.
MERCREDI	**PROGRAMME 2** **Séance combinée**	Méditez pendant au moins 5 minutes avant de vous coucher (assoyez-vous, fermez les yeux et concentrez-vous uniquement sur votre respiration).
JEUDI	**CONGÉ...** mais bougez !*	Procurez-vous un nouveau DVD d'exercices à faire à la maison (de la série « 30 minutes par jour pour Vivre plus », par exemple !).
VENDREDI	**CONGÉ...** mais bougez !*	Découvrez une nouvelle recette santé.
SAMEDI	Séance cardio au choix	Essayez un cours ou un DVD de Power Yoga.
DIMANCHE	Séance cardio au choix	Prévoyez votre menu et faites les emplettes de nourriture pour la semaine prochaine.

* Les 3 journées de congé peuvent être prises d'autres jours, à votre convenance. Vous pouvez même choisir de vous entraîner 1 ou 2 journées de plus !

SEMAINE 4

EXERCICE		MINIDÉFIS
LUNDI	**PROGRAMME 4** **Séance intégrale dynamique**	Pesez-vous.
MARDI	Séance cardio au choix	Entraînez-vous avec un ami, un collègue ou un membre de votre famille.
MERCREDI	**CONGÉ...** mais bougez !*	Faites-vous établir un programme d'entraînement personnalisé.
JEUDI	**PROGRAMME 4** **Séance intégrale dynamique**	Portez votre podomètre et voyez le nombre de pas que vous faites maintenant en 1 journée.
VENDREDI	Séance cardio au choix	Énumérez trois choses dont vous êtes fier depuis que vous êtes en période de maintien.
SAMEDI	**CONGÉ...** mais bougez !*	Faites un maximum de pompes (push-ups) et comparez le résultat à celui obtenu lors de l'évaluation initiale (p. 33).
DIMANCHE	Séance cardio au choix	Prévoyez votre menu et faites les emplettes de nourriture pour la semaine prochaine.

* Les 2 journées de congé peuvent être prises d'autres jours, à votre convenance. Vous pouvez même choisir de vous entraîner 1 ou 2 journées de plus !

Pour les semaines suivantes, vous pouvez répéter les semaines de maintien 1 à 4.

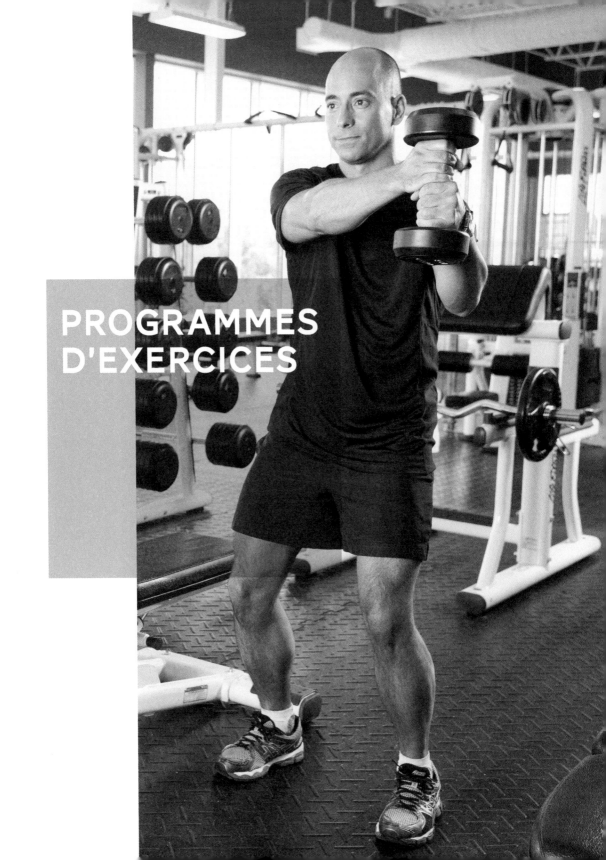

PROGRAMMES
D'EXERCICES

PROGRAMME 1

SEMAINES 1 ET 2

Fréquence et type d'entraînement
- 3 séances combinées/semaine
- 3 séances cardio
  au choix/semaine

Durée
- environ 30 min/séance

Matériel
- une paire de poids libres
  de 3 ou 5 lb (ou plus) pour
  les exercices musculaires

▶ Consultez la vidéo du
programme 1 pour connaître
la technique d'exécution
des exercices musculaires
de la séance combinée :
- allez au
  www.jemeprendsenmain.ca ;
- cliquez sur la
  couverture du livre ;
- cliquez sur Programme 1–
  séance combinée

SÉANCE COMBINÉE (3 FOIS/SEM)

Débutez avec l'échauffement. Effectuez ensuite les 10 exercices musculaires, enchaînez immédiatement avec 15 min d'exercice cardiovasculaire par intervalles et terminez avec les étirements.

1. ÉCHAUFFEMENT

Répétez 2 fois cette séquence de 5 mouvements.
a) Genoux levés alternés – 20
b) Talons aux fesses alternés – 20
c) Simulation de saut à la corde – 20 sec
d) Demi-squats rapides – 20
e) Grands cercles avec les bras – 20
   (10 dans chaque sens)

2. EXERCICES MUSCULAIRES

Exercices 1 et 2 : 12 squats mains devant la poitrine + 12 pompes (push-ups) ou le maximum possible / repos de 30 à 60 sec avant de reprendre ces 2 exercices
Exercices 3 et 4 : 12 fentes unilatérales à droite avec poids (répéter 12 fentes à gauche) + 12 tractions des bras en position debout inclinée vers l'avant avec poids / repos de 30 à 60 sec avant de reprendre ces 2 exercices
Exercices 5, 6 et 7 : 12 élévations latérales bras fléchis avec poids (épaules) + 12 flexions aux coudes (biceps) + 12 extensions des coudes au-dessus de la tête en position debout (triceps) / repos de 30 à 60 sec avant de reprendre ces 3 exercices
Exercice 8 : 12 élévations du bassin en position pont / repos de 30 à 60 sec avant de reprendre cet exercice
Exercices 9 et 10 : 12 flexions/extensions des jambes en position planche + 12 hyperextensions dorsales en position couchée sur le ventre avec bras en croix / repos de 30 à 60 sec avant de reprendre ces 2 exercices

3. EXERCICE CARDIOVASCULAIRE PAR INTERVALLES (30 SEC/1 MIN)

Choisissez la nature de l'activité (appareil cardiovasculaire comme un vélo stationnaire ou un « elliptique », alterner la marche avec la course dehors...).

Respectez les indications suivantes :

0-2 min : échauffement à intensité progressive, de faible à modérée (augmentez tranquillement l'intensité)

2-14 min : 8 intervalles de 30 sec / 1 min (intensité élevée pendant 30 sec suivi de 1 min de récupération active, à intensité modérée à faible) (ex. : courir pendant 30 sec, puis marcher pendant 1 min)

14-15 min : retour au calme à intensité faible (réduisez tranquillement l'intensité)

4. ÉTIREMENTS

Quadriceps, ischio-jambiers, triceps, épaules, pectoraux, dos

SÉANCE CARDIO AU CHOIX (3 FOIS/SEM)

Effectuez 30 min d'exercice cardiovasculaire au choix en maintenant une intensité modérée et agréable. Assurez-vous d'effectuer un échauffement en début de séance (environ 3 à 5 min) ainsi qu'un retour au calme en fin de séance (environ 2 min). L'important est de maintenir une intensité modérée pendant la durée de la séance.

Idées d'exercices : participer à un cours de groupe, faire une séance de vélo stationnaire, jouer au volleyball, faire du ski de fond, suivre un DVD d'exercice cardiovasculaire à la maison, sillonner un sentier pédestre...

PROGRAMME 2

Fréquence et type d'entraînement
- 3 séances combinées/semaine
- 3 séances cardio
  au choix/semaine

Durée
- environ 30 min/séance

Matériel
- une paire de poids libres
  de 3 ou 5 lb (ou plus) pour
  les exercices musculaires

▶️ Consultez la vidéo du
programme 2 pour connaître
la technique d'exécution
des exercices musculaires
de la séance combinée:
- allez au
  www.jemeprendsenmain.ca ;
- cliquez sur la
  couverture du livre ;
- cliquez sur Programme 2–
  séance combinée

SÉANCE COMBINÉE (3 FOIS/SEM)

Débutez avec l'échauffement. Effectuez ensuite les 8 exercices musculaires, enchaînez immédiatement avec 15 min d'exercice cardiovasculaire par intervalles et terminez avec les étirements.

1. ÉCHAUFFEMENT
Répétez 2 fois cette séquence de 5 mouvements.
a) Genoux levés alternés – 20
b) Talons aux fesses alternés – 20
c) Simulation de saut à la corde – 20 sec
d) Demi-squats rapides – 20
e) Grands cercles avec les bras – 20
   (10 dans chaque sens)

2. EXERCICES MUSCULAIRES
Exercice 1 : 12 squats avec poids (mains aux épaules) + développés (lors de l'extension des jambes)/repos de 30 à 60 sec avant de reprendre cet exercice

Exercice 2 : 24 fentes avant alternées avec poids + flexion aux coudes (lors de l'extension des jambes)/repos de 30 à 60 sec avant de reprendre cet exercice

Exercice 3 : 12 pompes (push-ups) ou le maximum possible/repos de 30 à 60 sec avant de reprendre cet exercice

Exercice 4 : 12 extensions horizontales des bras en position inclinée debout avec poids (dos)/repos de 30 à 60 sec avant de reprendre cet exercice

Exercices 5 et 6 : 12 extensions aux coudes au-dessus de la tête en position couchée avec poids (triceps) + 12 russian twists en position assise inclinée vers l'arrière avec poids (abdominaux) / repos de 30 à 60 sec avant de reprendre ces 2 exercices

Exercices 7 et 8 : 12 *Superman* en position couchée sur le ventre avec les bras allongés (lombaires) + 12 *mountain climber* (abdominaux) / repos de 30 à 60 sec avant de reprendre ces 2 exercices

3. EXERCICE CARDIOVASCULAIRE PAR INTERVALLES (1 MIN/2 MIN)

Choisissez la nature de l'activité (appareil cardiovasculaire comme un vélo stationnaire ou un « elliptique », alterner la marche avec la course dehors...).

Respectez les indications suivantes :

0-2 min : échauffement à intensité progressive, de faible à modérée (augmentez tranquillement l'intensité)

2-14 min : 4 intervalles de 1 min / 2 min (intensité élevée pendant 1 min suivi de 2 min de récupération active, à intensité modérée à faible) (ex. : courir pendant 1 min, puis marcher pendant 2 min)

14-15 min : retour au calme à intensité faible (réduisez tranquillement l'intensité)

4. ÉTIREMENTS

Quadriceps, ischio-jambiers, triceps, épaules, pectoraux, dos

SÉANCE CARDIO AU CHOIX (3 FOIS/SEM)

Effectuez 30 min d'exercice cardiovasculaire au choix en maintenant une intensité modérée et agréable. Assurez-vous d'effectuer un échauffement en début de séance (environ 3 à 5 min) ainsi qu'un retour au calme en fin de séance (environ 2 min). L'important est de maintenir une intensité modérée pendant la durée de la séance.

Idées d'exercices : participer à un cours de groupe, faire une séance de vélo stationnaire, jouer au volleyball, faire du ski de fond, suivre un DVD d'exercice cardiovasculaire à la maison, sillonner un sentier pédestre...

PROGRAMME 3
SEMAINES 5, 6, 7 ET 8

Fréquence et type d'entraînement
Vous alternerez entre 4 types de séances :

- séance combinée bas du corps
- séance combinée haut du corps
- séance cardio par intervalles
- séance cardio au choix

Durée

- environ 30 min/séance

Matériel

- une paire de poids libres de 5 lb pour les exercices musculaires

▶ Consultez la vidéo du programme 3 pour connaître la technique d'exécution des exercices musculaires des séances combinées bas du corps et haut du corps :

- allez au www.jemeprendsenmain.ca ;
- cliquez sur la couverture du livre ;
- cliquez sur Programme 3– séance combinée bas du corps ou séance combinée haut du corps

SÉANCE COMBINÉE BAS DU CORPS

Débutez avec l'échauffement. Effectuez ensuite les 2 circuits d'exercices musculaires puis 15 min d'exercice cardiovasculaire à faible intensité et terminez avec les étirements.

1. ÉCHAUFFEMENT

Faites ces 5 mouvements les uns à la suite des autres, une seule fois chacun.

a) Shuffles latéraux (4 petits pas de côté aller-retour) + genou levé à chaque bout – 20
b) Ouverture et fermeture des bras à la hauteur des épaules – 20 sec
c) Grands balancés alternés avec main qui touche à la cheville opposée – 20
d) Talons aux fesses alternés – 20
e) Jumping jacks – 20

2. EXERCICES MUSCULAIRES EN CIRCUIT BAS DU CORPS

Circuit 1
Enchaînez les exercices 1 à 6 en ne prenant que 10 à 20 sec de repos entre eux.
Exercice 1 : 10 fentes alternées sautées sans poids
Exercice 2 : 10 sumo squats avec poids
Exercice 3 : 10 squats latéraux alternés avec poids dans les mains
Exercice 4 : 10 squat jacks sans poids (grand plié puis sautez et rapprochez les pieds)
Exercice 5 : planche latérale à droite sur les genoux ou les pieds (demeurez immobile pendant 30 sec)
Exercice 6 : planche latérale à gauche sur les genoux ou les pieds (demeurez immobile pendant 30 sec)
Prenez un repos de 1 à 2 min avant de répéter le circuit 1.

Une fois le circuit 1 effectué 2 fois, prenez un repos de 1 à 2 min avant de passer au circuit 2.

Circuit 2

Enchaînez les exercices 7 à 12 en ne prenant que 10 à 20 sec de repos entre eux.

Exercice 7 : 10 fentes arrière droite avec genou levé devant avec poids

Exercice 8 : 10 fentes arrière gauche avec genou levé devant avec poids

Exercice 9 : 10 *deadlift* en équilibre sur la jambe droite (arabesque) avec poids

Exercice 10 : 10 *deadlift* en équilibre sur la jambe gauche (arabesque) avec poids

Exercice 11 : 10 élévations du bassin avec jambes alternées, en position couchée sur le dos (élévation – abduction – adduction – abaissement), 5 de chaque côté

Exercice 12 : 20 *jumping jacks* en position planche

Prenez un repos de 1 à 2 min avant de répéter le circuit 2.

Une fois le circuit 2 effectué 2 fois, prenez un repos de 1 à 2 min.

3. EXERCICE CARDIOVASCULAIRE À FAIBLE INTENSITÉ

Choisissez la nature de l'activité (appareil cardiovasculaire comme un vélo ou un « elliptique », faire une marche...).

Respectez les indications suivantes :

0-15 min : entraînement à faible intensité

4. ÉTIREMENTS

Quadriceps, ischio-jambiers, fessiers, mollets

SÉANCE COMBINÉE HAUT DU CORPS

Débutez avec l'échauffement. Effectuez ensuite les 2 circuits d'exercices musculaires puis 15 min d'exercice cardiovasculaire par intervalles et terminez avec les étirements.

1. ÉCHAUFFEMENT

Faites ces 5 mouvements les uns à la suite des autres, une seule fois chacun.

a) Shuffles latéraux (4 petits pas de côté aller-retour) + genou levé à chaque bout – 20

b) Ouverture et fermeture des bras à la hauteur des épaules – 20 sec

c) Grands balancés alternés avec main qui touche à la cheville opposée – 20

d) Talons aux fesses alternés – 20

e) Jumping jacks – 20

2. EXERCICES MUSCULAIRES EN CIRCUIT HAUT DU CORPS

Circuit 1

Enchaînez les exercices 1 à 6 en ne prenant que 10 à 20 sec de repos entre eux.

Exercice 1 : 10 pompes (*push-ups*) avec déplacement latéral alterné (1 main sur un livre)

Exercice 2 : 10 flexions latérales des bras en position couchée sur le dos, avec poids

Exercice 3 : 10 *pull-overs* avec poids
Exercice 4 : 10 tractions des bras alternées avec poids en position planche sur les genoux
Exercice 5 : 10 étirements des jambes à la Pilates
Exercice 6 : 10 *jack knifes* alternés avec bras allongés (5 de chaque côté)
Prenez un repos de 1 à 2 min avant de répéter le circuit 1.

Une fois le circuit 1 effectué 2 fois, prenez un repos de 1 à 2 min avant de passer au circuit 2.

Circuit 2
Enchaînez les exercices 7 à 11 en ne prenant que 10 à 20 sec de repos entre eux.
Exercice 7 : 10 *zotman curls* avec poids (flexion des coudes avec bras à la hauteur des épaules)
Exercice 8 : 10 développés en position debout avec poids, paumes vers l'avant
Exercice 9 : 10 combinaisons élévation frontale (épaules) et extension des bras au-dessus de la tête (triceps)
Exercice 10 : 10 extensions lombaires avec les jambes seulement en position couchée sur le ventre
Exercice 11 : 20 *crunchs* obliques alternés en position couchée sur le dos
Prenez un repos de 1 à 2 min avant de répéter le circuit 2.

Une fois le circuit 2 effectué 2 fois, prenez un repos de 1 à 2 min.

3. EXERCICE CARDIOVASCULAIRE PAR INTERVALLES (1 MIN/1 MIN)

Choisissez la nature de l'activité (appareil cardiovasculaire comme un vélo stationnaire ou un « elliptique », alterner la marche avec la course dehors...).

Respectez les indications suivantes :

0-2 min : échauffement à intensité progressive, de faible à modérée (augmentez tranquillement l'intensité)

2-14 min : 6 intervalles de 1 min / 1 min (intensité élevée pendant 1 min suivi de 1 min de récupération active, à intensité modérée à faible) (ex. : courir pendant 1 min, puis marcher pendant 1 min)

14-15 min : retour au calme à intensité faible (réduisez tranquillement l'intensité)

4. ÉTIREMENTS

Pectoraux, épaules, dos, triceps, cou

SÉANCE CARDIO PAR INTERVALLES (1 MIN/1 MIN)

Choisissez la nature de l'activité (appareil cardiovasculaire comme un vélo stationnaire ou un « elliptique », alterner la marche avec la course dehors...).

Respectez les indications suivantes :

0-4 min : échauffement à intensité progressive, de faible à modérée (augmentez tranquillement l'intensité)

4-28 min : 12 intervalles de 1 min / 1 min (intensité élevée pendant 1 min suivi de 1 min de récupération active, à intensité modérée à faible) (ex. : courir pendant 1 min, puis marcher pendant 1 min)

28-30 min : retour au calme à intensité faible (réduisez tranquillement l'intensité)

SÉANCE CARDIO AU CHOIX

Effectuez 30 à 60 min d'exercice cardiovasculaire au choix en maintenant une intensité modérée et agréable. Assurez-vous d'effectuer un échauffement en début de séance (environ 3 à 5 min) ainsi qu'un retour au calme en fin de séance (environ 3 à 5 min). L'important est de maintenir une intensité modérée pendant la durée de la séance.

Idées d'exercices : participer à un cours de groupe, faire une séance de vélo stationnaire, jouer au volleyball, faire du ski de fond, suivre un DVD d'exercice cardiovasculaire à la maison, sillonner un sentier pédestre...

PROGRAMME 4

Fréquence et type d'entraînement
- 2 séances intégrales dynamiques/semaine
- 2 séances cardio par intervalles/semaine
- 2 séances cardio au choix/semaine

Durée
- environ 30 min/séance

Matériel
- une paire de poids libres de 5 lb pour les exercices musculaires

▶ Consultez la vidéo du programme 4 pour connaître la technique d'exécution des exercices musculaires de la séance intégrale dynamique :
- allez au www.jemeprendsenmain.ca ;
- cliquez sur la couverture du livre ;
- cliquez sur Programme 4 – séance intégrale dynamique

SÉANCE INTÉGRALE DYNAMIQUE (2 FOIS/SEM)

Une fois l'échauffement terminé, effectuez chacun des exercices pendant 1 min, puis passez au suivant sans prendre de temps de repos et terminez avec le retour au calme et les étirements.

1. ÉCHAUFFEMENT

Faites ces 6 mouvements les uns à la suite des autres, une seule fois chacun.
a) Demi-squats – 20
b) Jumping jacks – 20
c) Shuffles latéraux (4 petits pas de côté aller-retour) + coup de poing à chaque bout – 20
d) Rotation des épaules vers l'avant et l'arrière – 5 de chaque côté
e) Torsions alternées du haut du corps, les mains devant la poitrine – 10
f) Talons aux fesses alternés – 20

2. EXERCICES (1 MIN CHACUN)

1. Simulation de saut à la corde (petits sauts)
2. Squats en déplacement sans poids (4 vers la droite puis 4 vers la gauche)
3. Genoux levés alternés avec coude au genou opposé
4. Flexion aux coudes (biceps) + développé debout (épaules) avec poids (paumes des mains face à face)
5. Patinage de vitesse alterné sauté
6. Squat jack (grand plié puis sautez et rapprochez les pieds)
7. Mountain climber sur les mains ou les avant-bras
8. Traction des bras en position debout inclinée vers l'avant avec poids

9. 10 jogg + 5 jumping jacks
10. Fentes avant alternées avec poids
11. Bicyclette en position couchée sur le dos (coude au genou opposé)
12. Élévation du bassin sur 1 jambe, alterné, en position pont
13. Pompes (push-ups)
14. Jogging sur place avec les talons aux fesses
15. Extension des coudes au-dessus de la tête (triceps) en équilibre sur une jambe (30 sec sur chaque jambe)
16. Genoux levés alternés avec coude au genou opposé avec sauts
17. Squats en déplacement (4 vers la droite puis 4 vers la gauche)
18. Flexion aux coudes (biceps) + développé debout (épaules) avec poids (paume des mains face à face)
19. Patinage de vitesse alterné sauté
20. Mountain climber sur les mains ou les avant-bras
21. Superman à 4 pattes, alterné (étirez bras et jambe opposés, maintenir 4 sec)
22. Fentes avant alternées avec poids
23. Extension des coudes au-dessus de la tête (triceps) en équilibre sur une jambe, l'autre jambe légèrement soulevée (30 sec sur chaque jambe)
24. Squat jack (grand plié puis sautez et rapprochez les pieds)
25. Bicyclette en position couchée sur le dos (coude au genou opposé)
26. Élévation du bassin sur 1 jambe, alterné, en position pont

3. RETOUR AU CALME
Marchez sur place, inspirez et expirez avec les bras vers le haut et vers le bas (environ 2 min).

4. ÉTIREMENTS

Quadriceps, fessiers, ischio-jambiers, mollets, pectoraux, épaules, dos, triceps, cou

SÉANCE CARDIO PAR INTERVALLES (2 FOIS/SEM)

Effectuez 30 min d'exercice cardiovasculaire par intervalles (2 min/1 min). Choisissez la nature de l'activité (appareil cardiovasculaire comme un vélo stationnaire ou un « elliptique », alterner la marche avec la course dehors...).

Respectez les indications suivantes :

0-4 min : échauffement à intensité progressive, de faible à modérée (augmentez tranquillement l'intensité)

4-28 min : 8 intervalles de 2 min / 1 min (intensité élevée pendant 2 min suivi de 1 min de récupération active, à intensité modérée à faible) (ex. : courir pendant 2 min, puis marcher pendant 1 min)

28-30 min : retour au calme à intensité faible (réduisez tranquillement l'intensité)

SÉANCE CARDIO AU CHOIX (2 FOIS/SEM)

Effectuez 30 à 60 min d'exercice cardiovasculaire au choix en maintenant une intensité modérée et agréable. Assurez-vous d'effectuer un échauffement en début de séance (environ 3 à 5 min) ainsi qu'un retour au calme en fin de séance (environ 3 à 5 min). L'important est de maintenir une intensité modérée pendant la durée de la séance.

Idées d'exercices : participer à un cours de groupe, faire une séance de vélo stationnaire, jouer au volleyball, faire du ski de fond, suivre un DVD d'exercice cardiovasculaire à la maison, sillonner un sentier pédestre...

PROGRAMME 5

SEMAINES 11 ET 12

Fréquence et type d'entraînement
- 2 séances intégrales dynamiques/semaine
- 2 séances cardio par intervalles/semaine
- 2 séances cardio au choix/semaine

Durée
- environ 30 min/séance

Matériel
- une paire de poids libres de 5 lb pour les exercices musculaires

▶ Consultez la vidéo du programme 5 pour connaître la technique d'exécution des exercices musculaires de la séance intégrale dynamique :
- allez au www.jemeprendsenmain.ca ;
- cliquez sur la couverture du livre ;
- cliquez sur Programme 5– séance intégrale dynamique

SÉANCE INTÉGRALE DYNAMIQUE (2 FOIS/SEM)

Une fois l'échauffement terminé, effectuez chacun des exercices pendant 1 min, puis passez au suivant sans prendre de temps de repos et terminez avec le retour au calme et les étirements.

1. ÉCHAUFFEMENT

Faites ces 5 mouvements les uns à la suite des autres, une seule fois chacun.
a) Genoux levés alternés, toucher la main au genou opposé – 20
b) Grands cercles avec les bras – 10 de chaque côté
c) Boxer switch rapide – 30 sec
d) Balancés latéraux alternés– 20
e) Flexions latérales en soulevant un bras à la fois – 10

2. EXERCICES (1 MIN CHACUN)

1. Simulation de saut à la corde (petits sauts)
2. Chenille (debout – flexion avant – planche – flexion avant – debout) en marchant avec les mains
3. Patinage de vitesse alterné (sauté)
4. Traction des bras en position de grande fente statique (30 sec sur chaque jambe)
5. Extension des bras au-dessus de la tête avec poids, en équilibre sur une jambe (30 sec de chaque côté)
6. Squat jack (grand plié puis sautez et rapprochez les pieds)
7. Fente arrière avec genou levé devant (30 sec de chaque côté)
8. 10 jogg + 5 jumping jacks
9. Ski de fond
10. Superman alterné (bras et jambe opposés) en position couchée sur le ventre (lombaires)
11. Flexion aux coudes (biceps) + développé debout (épaules) avec poids (paumes des mains face à face)

12. 5 *burpees* avec saut + 5 *burpees* sans saut
13. *Russian twists* en position assise avec poids (abdominaux)
14. *Sumo squat* avec poids
15. Planche latérale alternée en passant par la position planche entre chaque côté
16. Ski de fond
17. « Ramer » (élévation frontale des bras)
18. Genoux levés alternés avec saut (coude au genou opposé)
19. Chenille (debout – flexion avant – planche – flexion avant – debout) en marchant avec les mains
20. 10 fentes avant alternées sautées + marcher sur place
21. Passer le poids sous les jambes en 8 en position grand plié
22. *Squat jack* (grand plié puis sautez et rapprochez les pieds)
23. *Mountain climber* avec genoux croisés
24. *Russian twists* en position assise avec poids (abdominaux)
25. *Sumo squats* avec poids
26. *Superman* alterné (bras et jambe opposés) en position couchée sur le ventre (lombaires)

3. RETOUR AU CALME

Marchez sur place, inspirez et expirez avec les bras vers le haut et vers le bas (environ 2 min).

4. ÉTIREMENTS

Quadriceps, fessiers, ischio-jambiers, mollets, pectoraux, épaules, dos, triceps, cou

SÉANCE CARDIO PAR INTERVALLES (2 FOIS/SEM)

Effectuez 30 min d'exercice cardiovasculaire par intervalles (2 min/1 min). Choisissez la nature de l'activité (appareil cardiovasculaire comme un vélo stationnaire ou un « elliptique », alterner la marche avec la course dehors...).

Respectez les indications suivantes :

0-4 min : échauffement à intensité progressive, de faible à modérée (augmentez tranquillement l'intensité)

4-28 min : 8 intervalles de 2 min / 1 min (intensité élevée pendant 2 min suivi de 1 min de récupération active, à intensité modérée à faible) (ex. : courir pendant 2 min, puis marcher pendant 1 min)

28-30 min : retour au calme à intensité faible (réduisez tranquillement l'intensité)

SÉANCE CARDIO AU CHOIX (2 FOIS/SEM)

Effectuez 30 à 60 min d'exercice cardiovasculaire au choix en maintenant une intensité modérée et agréable. Assurez-vous d'effectuer un échauffement en début de séance (environ 3 à 5 min) ainsi qu'un retour au calme en fin de séance (environ 3 à 5 min). L'important est de maintenir une intensité modérée pendant la durée de la séance.

Idées d'exercices : participer à un cours de groupe, faire une séance de vélo stationnaire, jouer au volleyball, faire du ski de fond, suivre un DVD d'exercice cardiovasculaire à la maison, sillonner un sentier pédestre...

UN MERCI SPÉCIAL...

À Richard Blais, président de Nautilus Plus, de constamment m'offrir la possibilité de me dépasser en me proposant des projets stimulants, comme la rédaction de ce quatrième livre!

À tous les participants des diverses éditions du Défi Je me prends en main. Chacun d'eux m'a inspirée pour vous offrir les meilleurs conseils possible dans ce livre. Merci aussi à ceux et celles qui ont partagé leurs photos ainsi que leurs témoignages: Hadi Abou Antoun, Céline Bissonnette, Éric Black, Johanne Chalifoux, Marc Chamberland, Laurie Couture, Cynthia Paradis-Lévesque, Geneviève Boutin, Yanick Côté, Donald Émond, Carole Gastaud, Simon Gonthier, Joanne Brazeau, Alexis Machado, Marie-France Martinolli, Maxim Bellemare, Ivona Morawska, Kristina Naginionis, Nathalie Grenier, Valérie Gauthier, Marie-Andrée St-Louis, Caroline Tremblay, Dany Lavoie, Caroline Joubert, Geneviève Dextraze, Guillaume Leduc, Samuel Hamel, Jennifer Baril et Frédéric Tardif-Boutin.

Aux entraîneurs personnels et nutritionnistes de Nautilus Plus, dont: Émilie Lapointe, Marie-Claude Beaulac, Marilyne Petitclerc, Noémi Mercure, Annie-Pier Lamoureux, Xavier Jutras, Charles Nadeau, Alina Pêtre, Vanessa Martin, Émilie-Julie Dumontier, Ariane Lavigne, Alexandre Dion et Mathieu Rousseau.

À Richard Béliveau, pour avoir accepté de préfacer à nouveau mon livre. Je suis honorée de l'appui enthousiaste que tu me témoignes. Ça me touche beaucoup.

À Marie-Josée Cabana, coordonnatrice et nutritionniste chez Nautilus Plus, pour la révision de tout ce qui a trait à la nutrition, pour tes références et ta rapidité à me fournir des réponses à mes interrogations.

À mon collègue Martin Lacharité, qui m'a donné un bon coup de main pour tout ce qui touche l'entraînement et les programmes. Un merci particulier pour tes encouragements!

À ma famille. À Danièle, ma sœur, pour m'avoir prêté sa maison pour les magnifiques photos, et à Louise, ma mère. Merci pour votre soutien et vos commentaires critiques sur le contenu et la présentation des informations dans ce livre.

Au Groupe Librex et spécialement à Marie-Eve Gélinas, éditrice, avec qui j'ai beaucoup aimé collaborer dans le cadre de ce livre. Ton professionnalisme, ton dynamisme et ta rigueur furent fort appréciés!

À tous mes collègues chez Nautilus Plus: vous n'avez pas idée à quel point vos interventions influencent le contenu de ma rédaction. Je me sens privilégiée de travailler avec des gens aussi professionnels et engagés que vous!

Cet ouvrage a été composé en Seria 12,5/14 et achevé d'imprimer en décembre 2014
sur les presses de Imprimerie Transcontinental, Beauceville, Canada.